Prof. Dr. med. Harald Stossier
Dr. med. Georg Stossier

ERNÄHRUNG
Worauf es wirklich ankommt

Prof. Dr. med. Harald Stossier
Dr. med. Georg Stossier

Ernährung

Worauf es wirklich ankommt

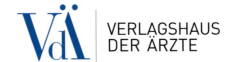

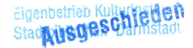

IMPRESSUM

© Verlagshaus der Ärzte GmbH, Nibelungengasse 13, A-1010 Wien
www.aerzteverlagshaus.at

1. Auflage 2018

Das Werk ist urheberrechtlich geschützt. Die dadurch begründeten Rechte, insbesondere das der Übersetzung, des Nachdrucks, der Entnahme von Abbildungen, der Funksendung, der Wiedergabe auf fotomechanischem oder ähnlichem Wege und der Speicherung in Datenverarbeitungsanlagen, bleiben, auch bei nur auszugsweiser Verwendung, vorbehalten.

ISBN 978-3-99052-181-6

Umschlaggestaltung: Solid & Bold, Salzburg
Coverillustration: Francesco Ciccolella
Bildnachweis Anzeige: VIVAMAYR / www.koenigshofer.biz
Satz: Malanda-Buchdesign, Andrea Malek, 8321 St. Margarethen/R.
Projektbetreuung: Marlene Weinzierl
Druck & Bindung: FINIDR, s.r.o., 73701 Český Těšín
Printed in Czech Republic

Autor und Verlag haben alle Buchinhalte sorgfältig erwogen und geprüft, dennoch kann keine Garantie für die Richtigkeit übernommen werden. Eine Haftung des Autors bzw. des Verlags wird daher nicht übernommen.
Aus Gründen der leichteren Lesbarkeit – vor allem in Hinblick auf die Vermeidung einer ausufernden Verwendung von Pronomen – haben wir uns dazu entschlossen, alle geschlechtsbezogenen Wörter nur in eingeschlechtlicher Form – der deutschen Sprache gemäß zumeist die männliche – zu verwenden. Selbstredend gelten alle Bezeichnungen gleichwertig für Frauen.

Einleitung

Ernährung geht uns alle an. Lebenslang essen wir mehrmals täglich. Man möchte meinen, dass wir alle Experten sind, was Ernährung anbelangt. Und trotzdem ist es schwierig, einen roten Faden zu finden. Viele – zum Teil selbst ernannte – Experten empfehlen völlig unterschiedliche Maßnahmen. Einigkeit besteht seit jeher lediglich darin, dass wir uns durch unsere Ernährung gesund erhalten oder in Krankheiten hineinmanövrieren können.

Auch gibt es zahlreiche Bücher und Ratgeber, sodass es fast widersinnig und gar nicht notwendig erscheint, ein neues Werk hinzuzufügen – ist nicht schon alles irgendwo gesagt, geschrieben, festgehalten? Und doch erleben wir immer wieder, wenn wir bei Vorträgen oder persönlichen Gesprächen zu diesem Thema angesprochen werden, eine große Unsicherheit, was denn nun richtig sei, wie man sich gesund ernähren solle usw. Es erscheinen immer wieder neue Bücher zum Thema, die zwar Details herausgreifen und erklären, aber der rote Faden, der dem Einzelnen helfen würde, seinen Weg zu finden – dieser rote Faden fehlt. Daher möchten wir im Folgenden die Grundlagen der Ernährung darlegen, die – möge deren Darstellung auch durch unsere tägliche Tätigkeit individuell geprägt sein – gerade diese Lücke im Verständnis um die Ernährung schließen sollen.

Der rote Faden soll Ihnen dabei helfen, Ihre individuelle Ernährungsform zu finden, und zwar gemäß Ihrer Vorlieben, Ihrem Geschmack und Ihrem sozialen Umfeld. Es kann sein, dass Sie als Leser einzelne Details vermissen werden. Diese werden zum Teil in anderen Veröffentlichungen behandelt. Sehr wohl aufgezeigt wird in diesem Buch dafür die Möglichkeit, über eine Ernährungsumstellung zu mehr Gesundheit zu finden. Dabei möchten wir jede Form von Fanatismus und Einseitigkeit in der Ernährung vermeiden, auf diese Weise ein Verständnis für Gesundheit schaffen und jedem Einzelnen Entscheidungshilfen an die Hand geben, seine Ernährung in Richtung Gesundheit zu verändern.

Maria Wörth, September 2018 *Prof. Dr. med. Harald Stossier*
Dr. med. Georg Stossier

Inhalt

1	**Die Bedeutung der Ernährung für Gesundheit und Salutogenese**	12
	Salutogenese	14
2	**Grundlagen der Ernährung**	18
	Der energetische Aspekt der Ernährung	19
	Die Bedeutung der Lebensmittel in der Ernährung	24
	Haltbarkeit und Verarbeitung	27
	Zubereitung	28
3	**Esskultur und ihr Einfluss auf den Verdauungsapparat**	30
	Konstitution	31
	Rhythmus	31
	Esskultur	36
	Die Verdauung	37
	Die Mundhöhle	38
	Der Magen	40
	Der Dünndarm	41
	Der Dickdarm	44
	Richtiges Trinken ist wichtig	45
	Was zählt nicht als Getränk?	46
	Zusammenfassung: Worauf es bei der Esskultur ankommt	47
4	**Inhaltsstoffe der Lebensmittel und deren Bedeutung für Gesundheit und Krankheit**	50
	Eiweiß	51
	Was macht der Körper mit überschüssigem Eiweiß?	52
	Tierisches und pflanzliches Eiweiß im Vergleich	56
	Fette	57
	Gesättigte und ungesättigte Fettsäuren	57
	Funktionen der Fettsäuren im Körper	61
	• Durchblutung	61
	• Omega-3- und Omega-6-Fettsäuren	62

• Entzündung	64
• Cholesterin	66
Herstellung von Fetten und Ölen	69
Butter versus Margarine	70
Umgang mit Ölen und Fetten in der Küche	71
Wieviel Fett benötigen wir?	73
Kohlenhydrate	74
Kohlenhydratstoffwechsel und Gewichtsregulation	75
Insulinresistenz und Diabetes mellitus Typ 2	76
Zucker, Mikronährstoffe und komplexe Kohlenhydrate	79
Gärungsprozesse als Problem beim Zuckerstoffwechsel	80
Unverträglichkeiten gegenüber Kohlenhydraten	81
Laktoseintoleranz	81
Fruktosemalabsorption	83
Relation von Kohlenhydraten, Eiweiß und Fetten	84

5 Die Bedeutung des Säure-Basen-Haushaltes für Gesundheit und Krankheit — 88

Regulierung des Säure-Basen-Haushaltes	89
Die Wirkung von Säuren im Körper	90
Beispiele typischer Krankheitsbilder von Acidosen	90
Elimination von Säuren, Bedeutung von Mineralstoffen	91
Einfluss von Lebensmitteln auf den Säure-Basen-Haushalt	92
Säurespendende Lebensmittel	92
Säurewirkung durch Basenentzug	92
Basenspendende Lebensmittel	92
Neutrale Lebensmittel	93
Konsequenzen aus dem Säure-Basen-Haushalt für die Ernährung	94

6	**Einkauf, Auswahl und Lagerung von Lebensmitteln**	**98**
	Qualitätsmerkmale von Lebensmitteln	99
	„Biologisch"	99
	Fisch	99
	Fleisch	100
	Obst und Gemüse	100
	Getreide	101
	Kräuter und Gewürze	102
	• Inhaltsstoffe und Wirkungen	102
	• Kochen mit Kräutern und Gewürzen	103
	• Lagerung von Kräutern: Trocknen, Einfrieren, Einlegen	103
7	**Zeitgemäße Küchentechnik**	**106**
	Gesunde Zubereitungsarten im Überblick	107
	Dämpfen	107
	Dünsten	108
	Kochen	108
	Grillen	109
	Braten	110
	Überbacken bzw. Gratinieren	111
	Schmoren	111
	Umgang mit Fett beim Zubereiten von Speisen	112
8	**Mikronährstoffe – sind wir ausreichend versorgt?**	**114**
9	**Entgiftung – ein notwendiges Übel?**	**122**
	Ausgewählte Literatur	124
	Abbildungsnachweis	124
	Autoren	125

DIE BEDEUTUNG DER ERNÄHRUNG FÜR GESUNDHEIT UND SALUTOGENESE

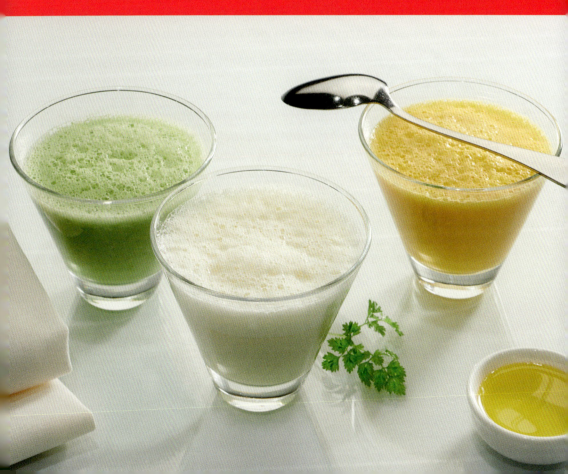

1

Die Bedeutung der Ernährung für Gesundheit und Salutogenese

Gesundheit und Krankheit sind die beiden Polaritäten, zwischen denen sich unser Leben abspielt. Logisch, dass jeder lieber auf der gesunden Seite steht und im Vollbesitz seiner Vitalität das Leben meistert. So stellt sich bald die Frage, woran wir diese Gesundheit denn erkennen. Wenn auch jeder ein Gespür dafür hat, ob er gesund oder krank ist, so fällt es doch schwer, Gesundheit einfach zu definieren.

Gesundheit ist das Fehlen von Krankheit – so lautet einer der zahlreichen Versuche, Gesundheit zu beschreiben. Jedoch versuchen wir damit, Gesundheit nicht positiv zu erfassen, sondern beschreiben sie als Zustand des Nichtkrankseins. Man meint also, wenn keine negativen Symptome bzw. Zustände vorliegen, so reicht dies für das Verständnis von Gesundheit aus. Nachdem die Medizin heute oft so denkt, ist auch klar, mit welchen Intentionen behandelt wird – nämlich symptomatisch.

1946 hat die Weltgesundheitsorganisation (WHO) den Gesundheitsbegriff folgendermaßen definiert:

> *„Gesundheit ist ein Zustand vollkommenen körperlichen, geistigen und sozialen Wohlbefindens und nicht bloße Abwesenheit von Krankheit oder Gebrechen."*

In diesem Verständnis von Gesundheit ist die Mehrdimensionalität des Zustandes der Gesundheit inbegriffen. Es inkludiert körperliche, emotionale und soziale Bereiche und lässt auch eine gewisse Dynamik erkennen. Dieses Verständnis von Gesundheit hatten bereits die Ärzte der Antike. Sie haben Gesundheit als etwas verstanden, das erst durch unser eigenes Tun und Handeln entsteht. So formulierte schon der griechische Arzt Hippokrates (etwa 460–370 v. Chr.):

> *Gesundheit entsteht dadurch, dass wir uns aktiv darum bemühen und ist ein Geschenk, das wir uns selbst machen.*

Aus dem Bisherigen wird klar, dass Gesundheit positiv zu definieren ist. Gesundheit ist auch Vorhandensein von Lebensqualität mit all ihrer individuell vorstellbaren Ausprägung. Wir werden uns also mehr mit Qualität als Quantität (im Sinne von Symptomen) beschäftigen. Und wir sollten Gesundheit als eigenständige, natürliche und positive Kraft in uns verstehen, die jeder von uns hat. Diese Lebensqualität als multidimensionaler Parameter rückt auch zunehmend in das Interesse der Wissenschaftlichkeit. Man versucht heute, die Faktoren der Gesunderhaltung zu erkennen bzw. zu definieren – ein Ansatz, der mit den Begriffen **Salutogenese** bzw. **Sanogenese** beschrieben wird. Sie stellen quasi das Gegenstück zur Betrachtung der Pathogenese, der Krankheitsentstehung, dar.

In der Dynamik zwischen optimaler Gesundheit und organischem Kranksein ist viel Platz für Störungen der Befindlichkeit, Funktionsstörungen und Auswirkungen von Fehlbeanspruchungen unseres Körpers:

Sanogenese		Pathogenese
funktioneller Bereich		organischer Bereich
minimale – durchschnittliche – optimale Funktion	funktionelle Störungen (Dysbalancen) = Fehlbeanspruchung	rein erblich bedingte Erkrankungen
GESUNDHEIT		**KRANKHEIT**

Der Weg von der Gesundheit zur Krankheit ist lang und mit vielen Zwischenstationen des „Nicht-mehr-optimal-Gesundseins-und-auch-nicht-richtig-Krankseins" versehen. Somit erhält der Begriff – oder besser der Zustand – des Gesundseins verschiedene Qualitäten. Qualitäten, die im Wesentlichen durch unser **Verhalten** bestimmt werden. Folglich wird Gesundheit auch eine Frage des Lebensstils sein. Unsere Vorlieben und Abneigungen, unsere größeren und kleineren täglichen Zwänge, denen wir vermeintlich ausgeliefert sind, tragen maßgeblich zur **Gesunderhaltung** bei. Wir haben es also selbst in der Hand, uns durch unser Verhalten „gesund zu erhalten". Doch oft bedenken wir nicht, welchen Einfluss unser Verhalten auf unsere Gesundheit hat, wie unser natürliches Bedürfnis nach Gesundheit untergraben oder unterstützt wird. Daher gilt es, den persönlichen Lebensstil zu überdenken und gegebenenfalls anzupassen – im Sinne der Gesunderhaltung. Das bedeutet für jeden von uns, die vielen kleinen Entscheidungen des Alltags zugunsten der Gesundheit zu treffen.

Auch in der heutigen Medizin stellt dieses Denken eine Herausforderung dar. Die WHO-Definition von Gesundheit fordert ja nahezu dieses Denken und vor allem auch Handeln. Streng genommen wird die Behandlung einer Krankheit nur dann dem Anspruch des Gesundheitsbegriffes gerecht, wenn es gelingt, durch die Behandlung den Zustand der betreffenden Person (ganzheitlich betrachtet) in Richtung Gesundheit zu verschieben. Dieses Gesundheitsverständnis ist wieder eng mit der **Regulation von Säuren und Basen** verknüpft. Sauer macht krank, ließe sich die Situation kurz und bündig beschreiben. Tatsache ist auch, dass alle unsere wesentlichen Zivilisationskrankheiten mit einem sauren Stoffwechsel assoziiert sind (Näheres dazu in Kapitel 5). Daher münden heute die Bekämpfung dieser Risikofaktoren, vorbeugende Maßnahmen bzw. die Förderung von Schutzfaktoren bereits in diverse Behandlungsstrategien ein.

Trotzdem sind wir in der Medizin gefordert umzudenken. Dies erfolgt, indem sich in der modernen Medizin wie bereits erwähnt immer mehr eine Richtung etabliert, die als Gegenpol zur bisherigen verstanden werden kann – die Salutogenese.

Salutogenese

Stark verkürzt bedeutet Salutogenese das **Bemühen um Gesunderhaltung.** Nichts Neues, denken Sie vielleicht. Für die Medizin sehr wohl. Unser bisheriges Denken und Handeln stützt sich auf Erkenntnisse aus der Pathologie, also der Lehre der Krankheiten. Hierzu folgendes einfaches Beispiel:

Jährlich erkranken Menschen in unterschiedlichem Ausmaß und verschiedenen Regionen an einer Grippe. Heute stehen unzählige Medikamente zur Behandlung zur Verfügung, da wir erforscht haben, woher die Krankheit kommt. Wir kennen den/die Erreger, wissen um Symptome, Verlauf, Komplikationen und Behandlungsmöglich-

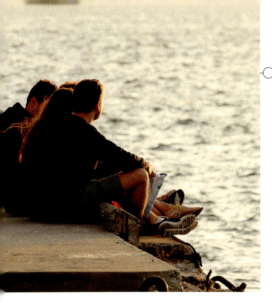 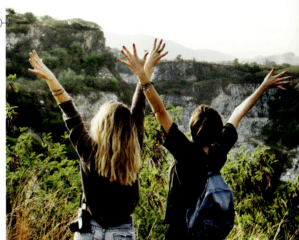

keiten – allesamt Erfahrungen, welche im Zuge von Erkrankungen oder Epidemien gemacht wurden. Wir wissen auch, dass wahrscheinlich 50 bis 60 % der Menschen – vielleicht auch mehr – daran erkranken. **Wir kennen also alle Details dieser Erkrankung.** – Damit wird das bisherige „Denken in Pathologien" beschrieben.

Wenn aber nun 50 bis 60 % der Menschen an einer Grippewelle erkranken: Was passiert mit dem Rest? Warum erkranken diese Menschen nicht – oder besser, weil positiv gedacht: Was machen diese Menschen, um nicht zu erkranken? Wie leben sie, wie ernähren sie sich, wie ist ihre Regulation der Säuren und Basen, welche (besonderen) vorbeugenden Maßnahmen setzen sie, wie schaut ihr soziales Umfeld aus u. v. m. Kurz: **Was machen diese Menschen, um gesund zu bleiben?** – Dies ist das „Denken in Gesundheit", das salutogenetische Denken.

Das salutogenetische Denken findet erst langsam Einzug in die wissenschaftliche Medizin. Und in noch langsamerem Tempo werden erste gute wissenschaftliche Arbeiten zu diesem Thema veröffentlicht. Die Erkenntnisse sind eigentlich bahnbrechend, einfach und logisch, werden aber noch wenig beachtet bzw. therapeutisch genutzt.

Es ist auch nicht immer einfach, weil es DEN Faktor Gesunderhaltung nicht gibt; stattdessen viele Teilaspekte und viele individuelle Faktoren. Einigkeit besteht jedoch darin, dass dieses Denken absolut richtig und wegweisend für die Zukunft ist.

Ist Salutogenese wirklich so neu?

Wohl nicht. Der Gesundheitsbegriff in der antiken Welt war der einer idealen Gesundheit, die Heilkunst über Jahrtausende eine Lehre der Gesunderhaltung. Erst durch die zunehmende Technisierung in der Medizin wurde dieser Aspekt mehr und mehr vernachlässigt, sodass wir heute vielfach eine „Krankenversorgung und -versicherung" haben.

Die Diaita der antiken Welt war immer eine umfassende Ordnungs- und Gesundheitslehre. Damals war es selbstverständlich für die Menschen, möglichst gesundheitsbewusst zu leben und sich „diszipliniert" zu ernähren, was zeitweiliges Fasten mit einschloss. Ebenso waren körperliche Ertüchtigung und Spiritualität Teil dieser Regeln der Lebensführung. Insofern war und ist mit Diaita der Antike mehr gemeint als nur eine Diät, bei der ein paar Kilos purzeln sollen und worauf der Begriff heute reduziert wird.

> Diese **Ordnungs- und Lebensregeln** der Antike sind auch heute noch aktuell und gültig. Sie umfassen:
> - das Bemühen um eine reine Luft, richtiges Atmen sowie im weitesten Sinne der bewusste Umgang mit unserer Umwelt
> - Essen und Trinken – also eine gesunde Ernährung mit allen Aspekten
> - Gleichgewicht von Bewegung, Ruhe und Erholung als Aktivität und Passivität im Körperlichen als Grundlage des gesunden Lebens
> - Beachten von Rhythmen wie Schlafen und Wachen als Ausdruck der Regenerationsfähigkeit, aber auch Stärkung der inneren Ruhe und Kraft, z. B. durch Meditation
> - Pflege des Stoffwechsels zur Reinhaltung der Körpersäfte, Beachtung der Ausscheidungen über Stuhl, Harn, Schweiß etc.
> - Pflege eines kultivierten Lebensstils zur positiven seelischen sozialen Kontaktpflege
> - Philosophie zur Sinngebung des Lebens und Spiritualität

Wie selbstverständlich ergibt sich daraus auch die richtige (= gesunde) Regulation der Ernährung. Somit spannt sich der Bogen von der antiken Diaita bis zur modernen Salutogenese. Immer schon war und ist es Aufgabe des Einzelnen, sich durch seine Lebensführung darum zu bemühen. Gesundheit ist dann die Belohnung für diese lebenslange Herausforderung.

GRUNDLAGEN DER ERNÄHRUNG

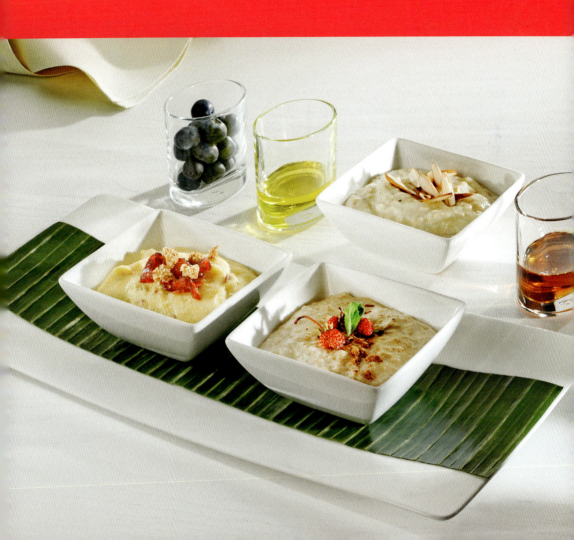

2
Grundlagen der Ernährung

Die wohl wichtigste Erkenntnis, die Dr. Franz Xaver Mayr – ein österreichischer Arzt, der zeit seines Lebens die Zusammenhänge von Ernährung, Verdauung und Gesundheit untersuchte – in seinen medizinischen Forschungen herausgearbeitet hat, ist folgende Tatsache: Ernährung ist das Zusammenspiel von Lebensmitteln und unserer Verdauungsleistung.

> *Ernährung = Lebensmittel x Verdauungsleistung*

Damit hat Dr. Mayr vor mittlerweile mehr als 100 Jahren die Grundlagen für eine moderne Ernährungslehre gelegt. Leider wird die Tatsache, dass die Verdauungsleistung eine wichtige Rolle bei der Ernährung spielt, noch immer weitgehend ignoriert – oft bewusst. Es erscheint einfach viel bequemer, den wichtigen, ja, entscheidenden Einfluss des Verdauungsapparates wegzulassen. Dies führt dazu, dass wir in regelmäßig wiederkehrenden Abständen neue „Ernährungsempfehlungen" erleben, die variantenreich die Zufuhr bestimmter Lebensmittel propagieren. Dabei werden alle möglichen Details der Lebensmittel zu den wichtigsten und vor allem neuesten Erkenntnissen erhoben und als wissenschaftliche Sensation beschrieben. Tatsächlich bleiben sie bei aller Bedeutung aber nur einzelne Aspekte eines Lebensmittels.

Nun liegt es ausschließlich am Blickwinkel des Betrachters, womit wir beginnen. Kaum ein Mensch kann ohne Lebensmittel auskommen (Ausnahmen bestätigen die Regel und werden auf S. 21 f. beschrieben) und auch der Verdauungsapparat verliert ohne Lebensmittel seine Bedeutung und Funktion.

Der energetische Aspekt der Ernährung

Jedes Individuum in der Natur ist darauf angewiesen, Energie für sein Leben zu verwerten. Jede Pflanze, jedes Tier und natürlich auch wir Menschen müssen lebenslang Energie aufnehmen, um einen Stoffwechsel zu gewährleisten und uns am Leben zu erhalten. Letztlich muss jede Zelle des Körpers mit Energie versorgt werden, um am Leben zu bleiben und ihre Aufgaben erfüllen zu können. Wir sollten uns also einmal die Frage stellen, wo diese Energie herkommt, die uns am Leben erhält bzw. Leben überhaupt erst ermöglicht. Neben der spirituellen Antwort gibt es eine rein „energetische" Antwort darauf.

Seit **Einstein** wissen wir, dass Energie einen stofflichen Anteil und eine Schwingungskomponente – den energetischen Anteil – hat. Seine Formulierung lautet:

$$\text{Energie} = \text{Masse} \times \text{Lichtgeschwindigkeit}^2$$
$$E = m \times c^2$$

Und je nachdem, welchen Aspekt wir betrachten, finden wir auch entsprechende Äquivalente in der Ernährung dafür. **Die Masse ist das Lebensmittel selbst** – idealerweise ein Vermittler von Leben. Alle Inhaltsstoffe wie Kohlenhydrate, Fett und Eiweiß (sogenannte Makronährstoffe), aber auch Vitamine, Spurenelemente und Mineralstoffe (sogenannte Mikronährstoffe) werden dem Menschen über die Lebensmittel zur Verfügung gestellt. Zusätzlich finden wir noch eine Reihe von Begleitstoffen wie Ballaststoffe und sekundäre Pflanzenstoffe, die zum Teil sehr unterschiedliche Aufgaben und Funktionen im menschlichen Körper übernehmen. Nun wissen wir auch, dass in einem recht aufwendigen Stoffwechselprozess aus Zucker (Kohlenhydrate, Glukose) und Sauerstoff **Zellenergie in Form des Moleküls ATP** (Adenosintriphosphat) gebildet wird, das als „energiereiche Verbindung" (so der offizielle Ausdruck) für zum Beispiel energieverbrauchende Muskelarbeit, aber auch Hirnleistung wie Denken benötigt wird. Doch was ist dieser Anteil an Energie? Wo kommt er her? Wie können wir diesen Bereich erkennen und wo im Lebensmittel finden wir Energie? – Diesen Fragen gehen wir nach. Auch um später den Gesamtaspekt der Ernährung besser erfassen zu können.

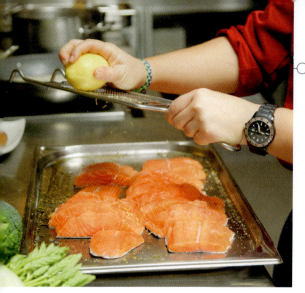
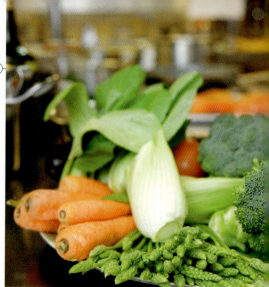

Lebensmittel sind also Vermittler von Lebensenergie. Sie speichern diese Energie und geben sie dann an uns Menschen weiter. Nachdem aber auf diesem Planeten Energie in verschiedenen Formen vorkommt und in verschiedene Formen umgewandelt werden kann, stellt sich die Frage nach der ursprünglichen Energiequelle. Hier werden wir nicht fündig, wenn wir den energetischen Aspekt in der Masse ($E = m \times c^2$) suchen. Wir müssen uns mit dem „c^2" befassen. Das c^2 steht für den elektromagnetischen Anteil der Energie und kann als elektromagnetische Welle beschrieben werden. Wir kennen heute alle diesen Aspekt der Energie: In der Zwischenzeit besitzt (fast) jeder ein Handy zu Kommunikationszwecken und es ist selbstverständlich, dass wir Informationen über das Internet, Fernsehen oder andere digitale Medien übertragen. Alle diese modernen technischen Errungenschaften nutzen den Wellencharakter, um Informationen zu übertragen. Dafür sind schon geringste Energiemengen ausreichend. Und genau das gleiche Prinzip wird von Mutter Natur bei den Lebensmitteln angewandt.

Verfolgen wir diesen Aspekt bei Lebensmitteln, so landen wir energetisch bei der **Sonne** als dem **Ursprung der Energie.** Durch ihren Einfluss gedeihen Pflanzen, Tiere und auch wir Menschen. Den direkten Einfluss der Sonne sehen wir am Vitamin D, das auch „Sonnenvitamin" genannt wird: Mithilfe des Sonnenlichts kann der Körper das für viele physiologische Prozesse so wichtige Hormon größtenteils selbst aufbauen.

Die Natur hat es auch geschafft, dass die Sonnenenergie in Lebensmitteln gespeichert wird. Durch die Zufuhr des Lebensmittels und der Umsetzung im menschli-

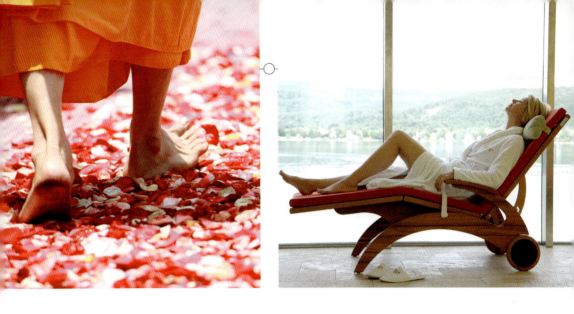

chen Körper wird die gespeicherte und übertragene Energie für uns verwertbar. Die elektromagnetische Energie der Sonne wird also im Lebensmittel verdichtet und gespeichert – zum Teil in Form von Zucker oder Fett, aber auch durch die Anreicherung von Mineralstoffen und Vitaminen im Lebensmittel selbst. Diese energetische Komponente hat auch der deutsche Forscher Fritz-Albert Popp nachweisen können. Er nennt sie **Biophotonen**. Sie sind die kleinsten Energieeinheiten, die im Lebensmittel nachweisbar sind. Und nicht ganz unerwartet sind in biologischen Lebensmitteln mehr Lichtquanten in Form von Biophotonen nachweisbar als bei herkömmlich erzeugten Produkten – mit ein Grund, der für die Verwendung von biologischen Lebensmitteln spricht (siehe auch S. 99).

In dem 2010 erschienenen Film von P. A. Straubinger „Am Anfang war das Licht" wird das sehr eindrucksvoll dargestellt. Offensichtlich gibt es Menschen, die auf die Zufuhr von Lebensmitteln verzichten können und sich nur aus „Lichtnahrung" ernähren. Eindrucksvoll werden Personen aus allen Teilen der Welt vorgestellt, die entweder völlig auf Nahrung verzichten oder nur Wasser trinken und trotzdem über Jahre und Jahrzehnte gesund und leistungsfähig bleiben. Bei einem indischen Yogi, der im AKH Wien untersucht wurde, wurden alle wesentlichen Körperfunktionen als „normal" befunden. Das abschließende Statement eines untersuchenden Universitätsprofessors lautete: „Wir verstehen das nicht, aber wenn es annähernd stimmt, müssen wir unsere Lehrbücher umschreiben."

Obwohl dabei sicher auch ein geistig-spiritueller Aspekt zu berücksichtigen ist, scheint es also doch Menschen zu geben, die sich ausschließlich von der Sonnen-

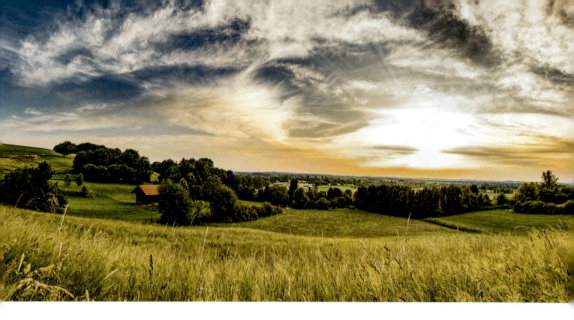

energie ernähren können. Die spirituelle Komponente wird durch die Tatsache belegt, dass viele von diesen Menschen einen Teil ihrer Zeit in Meditation, im Gebet bzw. in sich gekehrt verbringen. Dies scheint die Zeit zu sein, in der die Sonne die Menschen mit ihrer Energie versorgt. Wir finden solche Menschen rund um den Erdball, wobei deren Anteil in der östlichen Kultur sicher höher ist. Doch auch erfolgreiche Geschäftsleute oder einfache Hausfrauen in Europa bzw. den USA zählen dazu.

Offensichtlich haben diese Menschen die Fähigkeit entwickelt, Sonnenenergie – oder wir können sie auch kosmische Energie nennen – direkt als ihre eigene zu nutzen. Sie benötigen nicht mehr den Vermittler desselben, das Lebensmittel. Dies bringt uns nun zurück zu unseren Überlegungen, wie denn das Lebensmittel die kosmische Energie vermittelt.

Die Sonne sendet ihre Energie in Form von Licht zu uns auf die Erde. Physikalisch stellt dieses Licht eine elektromagnetische Schwingung in unterschiedlichen Frequenzen und Wellenlängen dar. Wir kennen den wärmenden Effekt, die Helligkeit, aber auch Teile, die wir nicht mit unseren Augen wahrnehmen können. Die Zuordnung einzelner Frequenzbereiche zu einzelnen Funktionen des Sonnenlichts ist also physikalisch genau möglich. Als Welle vermittelt die Sonnenenergie aber auch einen Rhythmus, was wiederum auf die Ernährung einen entscheidenden Einfluss hat, wie wir später noch sehen werden. Dieser Rhythmus ist in jeder einzelnen Welle, aber auch im Tag-Nacht-Rhythmus erkennbar.

Nun wird diese elektromagnetische Energie im Lebensmittel in stofflich fassbare Moleküle umgewandelt. Dabei verwenden Pflanzen zum Beispiel das Kohlendioxid aus der Luft, um es in Sauerstoff umzuwandeln. Dieser wiederum ist für uns Menschen und Tiere ein wichtiger Bestandteil der Ernährung. Gleichzeitig werden der Erde Mineralstoffe entzogen, um in aufwendigen chemischen Prozessen Moleküle und Verbindungen wie Zucker und Fettsäuren zu schaffen, die wir wieder als Ausgangsstoffe für die Energiegewinnung heranziehen. Damit wir aber unser Leben vom ersten Tag an gestalten können, brauchen wir nicht nur Energie, sondern auch die Ausgangsstoffe, um unseren Körper aufzubauen. Um diese Prozesse zu steuern, sind Vitamine, Mineralstoffe und Spurenelemente notwendig. Die **Qualität eines Lebensmittels** wird also entscheidend davon abhängen, wie viele dieser für uns so wichtigen Ausgangsstoffe es mitbringt. Und gleichzeitig, wie viel an kosmischer Energie im Lebensmittel gespeichert ist. Wir Menschen haben nun die Fähigkeit, aus diesem Lebensmittel wieder die kosmische Sonnenenergie zurückzugewinnen und für uns zu nutzen. In einem sehr aufwendigen Prozess, den wir „Elektronentransportkette" nennen, wird diese kosmische Energie – in Form der bereits erwähnten Biophotonen – schrittweise freigesetzt. Sie dient dem Körper zur Produktion von energiereichen Verbindungen wie dem zuvor erwähnten ATP.

Und dies erfolgt bei Menschen wesentlich besser und effizienter als bei allen anderen Lebewesen auf dem Planeten Erde. Der Mensch hat nämlich die Fähigkeit, sich am besten anzupassen – sowohl an klimatische Verhältnisse als auch an das regionale Angebot von Lebensmitteln. In der Tierwelt finden wir einzelne Arten optimal an die jeweiligen regionalen Gegebenheiten angepasst, aber diese Tiere würden in anderen klimatischen Zonen nicht überleben. – Nicht so der Mensch. Wir finden ihn heute über den gesamten Erdball verteilt, adaptiert an nahezu jede scheinbar noch so unwirtliche Region. Allerdings hat diese Adaptierung auch Zeit benötigt. Denn Evolution ist ein langsamer Prozess über Jahrtausende. Und wenn wir heute durch unsere ubiquitäre Reisetätigkeit und weltweite Vernetzung meinen, einzelne regional vorhandene Attribute der Ernährungsweise oder Lebensmittel aus allen Regionen der Welt für alle Menschen überall auf der Erde zur Verfügung stellen zu wollen, so widerspricht dies der Realität dieser evolutionären Entwicklung. Ebenso wie der Versuch, durch Rückkehr zur sogenannten „Steinzeitdiät" mehr Gesundheit zu erlangen: Wir leben nicht mehr in der Steinzeit, sondern haben uns ins 21. Jahrhundert weiterentwickelt. Vielmehr geht es um das Erkennen und Erarbeiten von individuellen Aspekten der Ernährung; um das Erkennen der Grundlagen und allgemein gültigen Prinzipien, um ein gesundes Leben führen zu können.

Die Bedeutung der Lebensmittel in der Ernährung

Wie der Name bereits ausdrückt, sollen Lebensmittel Leben vermitteln. Daher ist ihre Qualität von besonderer Bedeutung, um dieser Aufgabe auch nachkommen zu können. Der sorgsame Umgang mit Lebensmitteln in der Herstellung, Verarbeitung und letztlich auch Zubereitung zu wohlschmeckenden Gerichten hat also entscheidenden Einfluss darauf, ob die Lebensmittel uns mit dem versorgen, wozu sie gedacht sind.

Erwähnt wurde bereits der Einfluss der Sonne. Jeder weiß heute, dass sonnengereiftes Obst und Gemüse besser schmecken als zum Beispiel jenes aus künstlich angelegten Kulturen mit natürlichem Licht nachempfundener artifizieller Beleuchtung. So ist ein Merkmal biologischer Lebensmittel, dass darin mehr Sonnenenergie und damit Vitalität enthalten ist als in herkömmlich produzierten Lebensmitteln. Es ist beispielsweise auch nicht möglich, reifes Obst über die Weltmeere zu verschiffen, weshalb es oft unreif geerntet und erst am Weg zu uns Europäern nachgereift wird. Neben dem veränderten Geschmack führt dies auch dazu, dass unreif geerntetes Obst wesentlich stärker allergisierend ist als reifes Obst. Bei der enormen Zunahme von Allergien und Lebensmittelintoleranzen in den letzten Jahren ist dies ein nicht zu vernachlässigender Aspekt.

Auch werden Lebensmittel heute oft nach industriellen Wünschen gezüchtet bzw. verändert. Wir wehren uns zwar zu Recht gegen Genmanipulationen, dürfen aber nicht meinen, dass diese nicht bereits seit langem Standard in der Lebensmittelindustrie sind. Saatgut für Getreide ist derart gezüchtet, dass eine Selbstvermehrung – wie früher üblich und notwendig – unmöglich wird. Die Argumentation, dass dies für die Sortenreinheit, die Optimierung des Ertrags usw. notwendig ist, mag zwar zutreffen, ignoriert dabei aber die absolute Bindung der Bauern an die Saatgutfirmen. Deren Bestreben ist eher Gewinnoptimierung als die Gesundheit aller Beteiligten.

Besonders hervorzuheben sind die global ernährungsrelevanten Lebensmittel wie Weizen und Kuhmilch(-produkte). **Weizen** wurde in den letzten Jahrzehnten auf verschiedenste Weise verändert. Einerseits wurden Sorten gezüchtet, die sich durch einen niedrigen Pflanzenwuchs bei gleichzeitiger Vermehrung der Anzahl der Getreidekörner pro Ähre auszeichnen. Dies ergibt leichtere Erntebedingungen, weniger

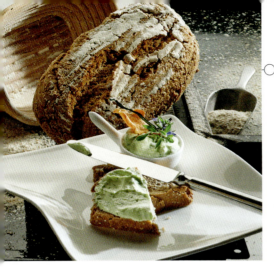
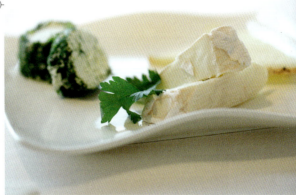

nutzloses Stroh und mehr Ertrag. Zugleich wurde der Anteil von Gluten im Weizen erhöht. Dies hilft der Industrie bei der maschinellen Fertigung der Endprodukte wie Brot und Gebäck. Aus Sicht der Ernährung ist der hohe Glutenanteil allerdings problematisch. Wir Menschen sind nicht in der Lage, solche hohen Glutenanteile ohne Probleme zu verdauen bzw. im Stoffwechsel umzusetzen. Wir können zwar – wie bereits erwähnt – adaptieren, aber nicht in der von der Industrie vorgegebenen Geschwindigkeit. Nicht von ungefähr hat sich die Industrie auf die Optimierung von Weizen spezialisiert, weil dies mit anderen Getreidesorten wie **Dinkel oder Roggen** nicht in dem Maße möglich ist. Daher kommt diesen alternativen Sorten aus ernährungsphysiologischer Sicht für die Zukunft eine besondere gesundheitliche Bedeutung zu.

Ähnliches gilt für **Kuhmilch.** Durch entsprechende Züchtungen von Rindersorten wurden die Tagesmengen der Milchprodukte je Kuh um ein Vielfaches gesteigert. Dies ging nicht nur auf Kosten der Qualität der Milch, sondern auch auf Kosten der Lebenserwartung bzw. produktiven Phase der Tiere selbst. Waren vor einigen Jahrzehnten noch 15 bis 20 Liter Milch pro Tag eine hervorragende „Leistung" einer Kuh, so haben wir heute „Turbokühe" mit bis zu 60 Liter Milchproduktion pro Tag. Gleichzeitig möchte uns die Milchindustrie weismachen, dass Milch und Milchprodukte gut als Prophylaxe und zur Therapie der Osteoporose (Entmineralisierung der Knochen) geeignet sind. Dabei ist genau das Gegenteil der Fall. In unserer Gesellschaft werden so viele Kuhmilchprodukte verzehrt wie nirgendwo sonst auf der Welt und gleichzeitig haben wir mehr Osteoporose-Erkrankungen als irgendwo anders auf der Welt. „Harter Käse, weicher Knochen" – so lässt sich der Zusammenhang kurz und bündig beschreiben. Doch den möchte niemand benennen, „weil Milch ja so gesund ist".

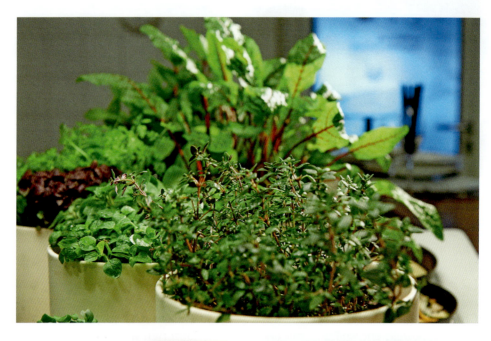
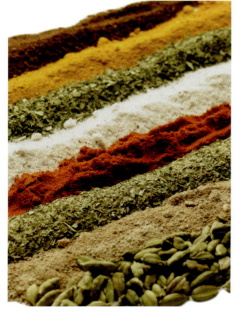
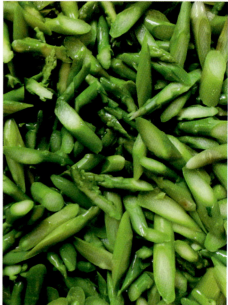

Haltbarkeit und Verarbeitung

In der Folge wird das Lebensmittel Milch noch durch einige weitere Prozesse mehr oder weniger lang haltbar gemacht. Nicht nur aus hygienischen Gründen für die Konsumenten, sondern vielmehr für die Industrie, zur besseren Lagerfähigkeit und Verarbeitung. Milch wird also erhitzt, genannt Pasteurisierung, um Keime abzutöten. Gleichzeitig werden aber durch die Temperatur sowohl das Eiweiß als auch die in der Milch so wertvollen ungesättigten Fettsäuren verändert oder gar zerstört. Noch deutlicher fällt dies bei Haltbarmilch aus, die länger und höher erhitzt wird, wodurch praktisch alle wertvollen, weil lebendigen Bestandteile vernichtet werden. Aber nicht das Lebensmittel ist schuld daran oder schlecht, sondern das, was wir Menschen daraus gemacht haben, ist bedenklich. So verlieren viele Lebensmittel den Charakter der Lebendigkeit und werden zu reinen Nahrungsmitteln.

Auch viele andere Lebensmittel werden durch unterschiedliche Verfahren länger haltbar gemacht. Solche Prozesse kennen wir seit jeher, denn es lag immer im Bestreben der Menschen, die Lebensmittel durch Verarbeitung auch zu Zeiten, in denen sie nicht frisch verfügbar waren, genießen zu können. So wird Milch zu Joghurt oder Käse verarbeitet, Gemüse durch Milchsäuregärung länger haltbar gemacht (Sauerkraut) oder Fleisch durch Trocknen und Räuchern sogar aromatisch zur besonderen Delikatesse veredelt. Bis vor kurzem – und hier rechnen wir wieder in mehreren Jahrzehnten – waren diese Prozesse aber im Wesentlichen natürliche Reifungs- bzw. Verarbeitungsschritte. Heute wird vieles industriell und viel rascher durchgeführt, werden natürliche Abläufe durch chemische Substanzen beschleunigt oder unterbunden. Dabei reicht die industrielle Bearbeitung von Lebensmitteln bis hin zur Bestrahlung, um die Haltbarkeit zu verlängern.

Neben der Anwendung dieser Verfahren finden sich natürlich auch all jene Substanzen in den Lebensmitteln, die wir bei der Produktion verwenden – im Positiven wie im Negativen. Die Pflanze zum Beispiel nimmt die Nährstoffe aus dem Boden auf. Enthält dieser Verunreinigungen durch Chemikalien oder Schwermetalle, werden wir Spuren davon in den Pflanzen finden. Selbstverständlich gilt Gleiches für von außen aufgebrachte „Schutzmittel". Solche Chemikalien, die ursprünglich gegen Ungeziefer, Insekten etc. gerichtet sind, können aber auch in unserem Körper unerwünschte Reaktionen hervorrufen. Die Industrierückstände können bei sensiblen Personen Mitverursacher von Krankheiten sein. Vor allem bei Kindern mit Hyperaktivität sollten solche Chemikalienrückstände unbedingt vermieden werden.

Auch hier sind biologisch erzeugte Lebensmittel wiederum günstiger, weil selbst zur Bekämpfung von Ungeziefer natürliche Stoffe verwendet werden, die auch für den Menschen keine wesentlichen gesundheitlichen Beeinträchtigungen mit sich bringen (siehe auch S. 99).

Zubereitung

Ein weiterer Bereich, der Einfluss auf die Lebensmittel nimmt, ist deren Zubereitung. Natürlich sind in dem unbehandelten Lebensmittel die Inhaltsstoffe unverfälscht enthalten. Wir müssen aber auch davon ausgehen, dass diese schwer verdaulich sind und manchmal unbehandelt gar nicht verdaut bzw. verstoffwechselt werden können. Daher brauchen wir als Kompromiss die Zubereitung. Diese sollte jedoch angemessen und entsprechend sorgfältig erfolgen. Letztlich kann jedes Lebensmittel so zubereitet werden, dass entweder alle Inhaltsstoffe zerstört werden oder aber dass diese möglichst erhalten bleiben. Dabei ist zu berücksichtigen, dass die Zubereitung den momentanen und individuellen Gegebenheiten angepasst ist. Rohkost ist am Abend generell zu vermeiden, aber auch zu einem Zeitpunkt, wo die aktuelle Verdauungsleistung nicht ausreicht, die rohen Lebensmittel zu verdauen. Hier ist es unbedingt notwendig, durch entsprechende Zubereitung eine Bekömmlichkeit zu erreichen.

Umgekehrt aber kann durch die Auswahl der falschen Küchentechnik der Gehalt an Nährstoffen und vor allem der Mineralstoffe, Vitamine und Spurenelemente drastisch reduziert werden (siehe auch S. 116). Auch stellt die Zubereitung mittels **Mikrowelle** keine wirkliche Alternative dar. Mikrowellenherde nutzen eine technisch elektromagnetische Energie, um Speisen zu erwärmen bzw. zuzubereiten. Entsprechend der vorweg geschilderten Tatsache, dass Ernährung auch die Zufuhr von Energie über die Lebensmittel ist, wird klar, dass durch eine technische Mikrowelle die Energie eines Lebensmittels entweder zerstört oder zumindest derart verändert wird, dass das Lebensmittel mehr oder weniger seinen Wert als „Lebensvermittler" verliert. Wir wissen mittlerweile auch, dass der Verzehr von Lebensmitteln, die mittels Mikrowelle zubereitet wurden, typische Veränderungen des Blutbildes im Körper hervorruft. Es werden beispielsweise Entzündungszeichen mit einem Anstieg der weißen Blutkörperchen beobachtet. Auch findet sich in der gehobenen Gastronomie und Gourmetküche aus geschmacksbedingten Gründen niemals ein Mikrowellenherd. Das sollte uns ebenfalls zu denken geben.

ESSKULTUR UND IHR EINFLUSS AUF DEN VERDAUUNGSAPPARAT

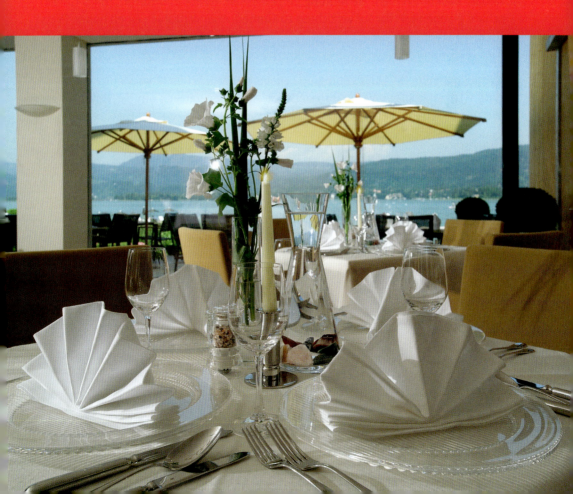

3
Esskultur und ihr Einfluss auf den Verdauungsapparat

Der Esskultur kommt in der Ernährung wohl die größte Bedeutung zu. Durch die Esskultur haben wir es in der Hand, bewusst Einfluss auf den Verdauungsapparat und damit den gesamten Verdauungsprozess (Digestion) zu nehmen und sie ist unabhängig von Kultur, Religion, Lebensmittelangebot und -auswahl. Egal, auf welchem Kontinent, ob auf einer entlegenen Insel oder in der Großstadt – jeder Einzelne ist für seine Esskultur selbst verantwortlich. Früher wurde dieser im Sinne eines Rituals wesentlich mehr Bedeutung beigemessen. Heute in unserer „To-go-Gesellschaft" glauben wir, darauf verzichten zu können. Aber wir zahlen einen hohen Preis für diese Ignoranz.

Gemäß dem von Dr. Mayr geprägten Leitsatz der Modernen Mayr-Medizin – Ernährung = Lebensmittel x Verdauungsleistung – müssen wir uns um die Verdauungsleistung besonders bemühen. Sie hängt im Wesentlichen von drei Faktoren ab:

- der Konstitution
- dem Rhythmus
- der eigentlichen Esskultur

Konstitution

In der Medizin kennen wir verschiedene Konstitutionslehren. Diese beschreiben – zum Teil sehr detailliert – unsere **Veranlagung**. Ähnliches gab und gibt es in medizinischen Schulen rund um den Erdball und reicht bis in die Anfänge der Medizin zurück. In der Modernen Mayr-Medizin beschreiben wir ebenfalls verschiedene Konstitutionstypen, wobei Dr. Mayr es einfach auf den Punkt gebracht hat:

„Die Kost des Schmiedes zerreißt den Schneider."

Auch der Volksmund kennt diese Unterschiede, wenn er jemandem die Fähigkeit zuspricht, „Steine verdauen zu können", und andererseits von „Verdauungsmimosen" spricht. Das Wichtigste dabei ist, seine eigene Konstitution zu erkennen, zu akzeptieren und sich auch gemäß seiner Konstitution zu verhalten. Wir hören oft im medizinischen Gespräch, dass sich jemand beklagt, sein Partner könne unbekümmert alles essen (meist wird dabei auf das Gewicht angespielt), während einem selbst jedoch Probleme erwachsen, wenn man sich einmal gleich verhält wie der Partner. Auch sieht man oft im Verlauf der Generationen ein Abnehmen der konstitutionellen Stärke. Das zeigt nur, wie wichtig es ist, seine Konstitution zu berücksichtigen, um der nächsten Generation möglichst viel von seiner konstitutionellen Stärke mitzugeben.

Rhythmus

Alles im Körper wird in Rhythmen geregelt. Daher kann man mit Recht behaupten: Rhythmus bestimmt unser Leben. Wir kennen aber nicht nur die Rhythmen in unserem Körper; sie sind ein generelles Regulations- und Steuerungsprinzip in der Natur. Der Tag-Nacht-Rhythmus, der Mond-/Monatsrhythmus und der Jahresrhythmus, der sich in verschiedenen Jahreszeiten ausdrückt. Eine Aufgabe solcher Rhythmen ist es auch, Systeme miteinander zu verbinden. Dies trifft vor allem auf unseren Stoffwechsel zu. Wir dürfen nie vergessen, dass wir Teil dieser natürlichen Rhythmen sind und von ihnen beeinflusst werden. Zum Beispiel ist auch ein kurzfristiger Schlafentzug – und damit die Missachtung dieses Rhythmus – nicht möglich. Schon nach kurzer Zeit wird der Betreffende in eine Erschöpfung fallen, weil die natürlichen Erholungs- und Regenerationsprozesse fehlen.

Solche **Regenerationsphasen** sind zur Gesunderhaltung wichtig. In dieser Zeit schaltet der Organismus auf den „Reparaturmodus". Das heißt, aufgetretene Störungen, Fehler im System oder durch den Stoffwechsel verursachte Belastungen werden in Ordnung gebracht. Dies erfolgt im gesamten Organismus, in jeder Zelle des Körpers bis hinein in den genetischen Code der Zellen, wo durch sogenannte Reparaturenzyme ständig DNA-Fehler behoben werden. Fehlt diese Regenerationsphase, erfolgt im einfachsten Fall ein rascher Alterungsprozess, meist jedoch entwickeln sich aus solchen Stoffwechselbelastungen spezifische Erkrankungen.

Sozusagen das Schlimmste, das uns passieren kann, nämlich der völlige Verlust von Rhythmus, manifestiert sich als Krebserkrankung. In der Medizin hat sich die sogenannte Chronobiologie als Spezialfach zur Erforschung von Rhythmen etabliert. Vieles, was wir heute darüber wissen, stammt aus dem Forschungslabor der Raumfahrtmedizin sowie der Stressforschung. Dabei hat sich eine bestimmte Untersuchungsmethode besonders bewährt, nämlich die sogenannte Messung der **Herzratenvariabilität (HRV).** Dabei werden wie bei einem 24-Stunden-EKG die Herzaktivitäten aufgezeichnet. Allerdings wird dann mittels computerunterstützter Auswertung die Variabilität des Herzschlages angegeben. Je höher diese Variabilität ist, desto gesünder und vitaler ist die Person. Eine geringe Herzratenvariabilität hingegen geht mit dem Verlust von Rhythmus und meist mit Erkrankungen einher. Und genau dies zeigt sich bei der Krebserkrankung in deutlichem Ausmaß. Je weiter fortgeschritten die Erkrankung, umso ausgeprägter der Rhythmusverlust.

> *Die Untersuchung und Darstellung der Herzratenvariabilität ist also sehr hilfreich, um Störungen der körpereigenen Rhythmen aufzudecken.*

Auch berufliche Gegebenheiten haben Einfluss auf unsere Rhythmik. So wurde zum Beispiel Nacht- und Schichtarbeit von der Weltgesundheitsorganisation (WHO) als krebsfördernd eingestuft. Man hat nämlich festgestellt, dass nacht- und schichtarbeitende Menschen dasselbe erhöhte Risiko haben, an Krebs zu erkranken, wie Personen mit einer Benzol-Exposition – einer chemischen Substanz, dessen krebserregende Wirkung in epidemiologischen Studien eindeutig nachgewiesen wurde.

Nun kennen wir eine Reihe von unterschiedlichen Rhythmen, die Einfluss auf unseren Stoffwechsel und damit auf unsere Gesundheit haben. Extrem kurze Rhythmen finden wir im Nervensystem. In schnellen Impulsen wird Information entlang der Nervenbahnen weitergeleitet, was zu raschen Reaktionen führt. Bei degenerativen Erkrankungen des Nervensystems wird dieser Informationsfluss als Teil der Erkrankung nur eingeschränkt möglich sein.

> *Zahlreiche Rhythmen zeigen einen zirkadianen Verlauf, also tageszeitliche Schwankungen.*

Hormone wie etwa Cortisol oder DHEA (Dehydroepiandrosteron) werden je nach Tageszeit gebildet. Progesteron und Östrogen hingegen zeigen in etwa einen monatlichen Rhythmus, der die Grundlage des weiblichen Menstruationszyklus darstellt.

> Im **Verdauungsapparat** haben wir im Wesentlichen eine zirkadiane, also 24-Stunden-Tagesrhythmik. Sprichwörter wie „Frühstücke wie ein Kaiser, iss mittags wie ein Bürger und abends wie ein Bettler" oder „Ein Apfel am Morgen ist Gold, zu Mittag Silber, am Abend Blei" drücken dies sehr eindrucksvoll aus. Übersetzt in unseren Ernährungsalltag bedeutet dies, dass unsere Verdauungsleistung am Morgen effizienter ist und gegen Abend hin abnimmt. Es ist wichtig, diese Tatsache in unsere Esskultur zu integrieren.

Leider sind unsere Gewohnheiten heute anders und die gesellschaftlichen Zwänge oft gegen die natürlichen Rhythmen gerichtet. Geschäftsessen finden am Abend statt, ebenso Einladungen von oder zu Freunden bzw. Partys. Doch selbst wenn nichts davon zutrifft, so wartet am Abend die Familie und man sitzt gemütlich zum Abendessen zusammen, weil man ja jetzt endlich Ruhe und Zeit dafür hat. Nun sollte man aber auch etwas Gesundes essen.

Und so folgt man den Empfehlungen, welche abends – leider undifferenziert – oft **Rohkost** in Form von Salaten oder Obst vorsehen. Entsprechend unserem natürlichen Rhythmus sollte aber die Abendmahlzeit leicht bekömmlich sein, da die Verdauungsleistung zu dieser Zeit am geringsten ist. Rohkost erfordert aufgrund seiner Beschaffenheit und Form eine große Verdauungsleistung. So überfordern wir unseren Digestionsapparat, was letztlich zu einer Fehlverdauung wie Gärung führt (siehe auch S. 80). Rohkost passt wunderbar zum Frühstück (zum Beispiel in Form von Obst) oder zu Mittag als Salat, sollte abends jedoch vollständig vermieden werden.

Abends lässt sich die erforderliche Verdauungsleistung auch einsparen, wenn man sich für **Trennkost** entscheidet. Dies bedeutet, dass man kohlenhydrat- und eiweißhaltige Lebensmittel nicht gleichzeitig, also im Rahmen einer Mahlzeit, zu sich nimmt. So sind zum Beispiel Fisch oder Fleisch mit Gemüse (gekocht, gedünstet oder gegrillt) und verfeinert mit kalt gepressten Pflanzenölen eine hervorragende und leicht bekömmliche Abendmahlzeit. Dahinter verbirgt sich die Tatsache, dass in unserem Körper für Kohlenhydrate und Eiweiß unterschiedliche Verdauungsprozesse ablaufen. Kohlenhydrate werden eher im basischen, Eiweiß wird vorerst im sauren Magen und erst danach durch Enzyme im Dünndarm verdaut. Trennen wir diese Prozesse voneinander, erleichtern wir dem Verdauungsapparat die Arbeit insgesamt. Dies ist vor allem am Abend hilfreich.

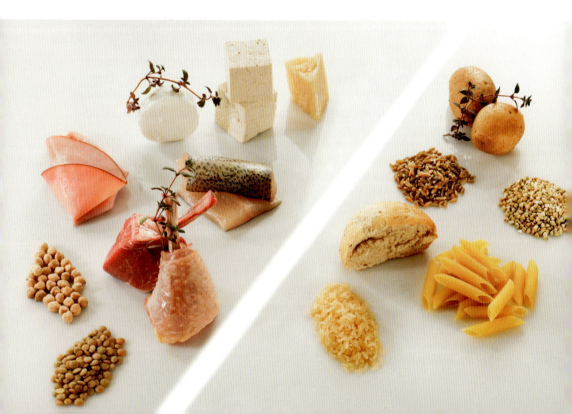

Kohlenhydratreiche Lebensmittel	Neutrale Lebensmittel	Eiweißreiche Lebensmittel
Diese Lebensmittel sollen mit den neutralen Lebensmitteln kombiniert werden.	Diese Lebensmittel können sowohl mit Eiweiß als auch mit Kohlenhydraten kombiniert werden.	Diese Lebensmittel sollen mit den neutralen Lebensmitteln kombiniert werden.
Getreide Roggen, Weizen, Gerste, Hafer, Dinkel, Hirse, Mais, Zuckermais, Reis, Wildreis, Buchweizen, Grünkern, Amaranth, Bulgur, Quinoa, Tapioka sowie alle daraus hergestellten Lebensmittel wie alle Brote, Gebäck und Teigwaren **Kartoffeln, Süßkartoffeln** **Früchte** Bananen, Wassermelonen, Zuckermelonen, frische Datteln und Feigen als auch ungeschwefelte Trockenfrüchte **Zucker** Honig, Ahornsirup, Rohrzucker, Apfel- und Birnendicksaft, Zuckerrohrgranulat	**Gemüse, Kräuter und Gewürze** **Pilze** **Milch, Milchprodukte** Joghurt, Schlagobers/Sahne **Nüsse, Kerne, Keimlinge und Samen** alle Nüsse, Kerne wie Sonnenblumenkerne, Keimlinge wie Weizenkeime und Samen wie Sesamsamen **Öle und Fette** Butter, ungehärtete und naturbelassene Fette, alle naturbelassenen, kalt gepressten nativen Öle **Eigelb, Avocados, Oliven**	**Fleisch, Geflügel, Fisch, Meeresfrüchte, Wurstwaren** **Milchprodukte** Topfen (Quark), Käse **Hülsenfrüchte, Soja, Tofu, Eier**

Folgende Empfehlungen lassen sich praktisch immer und überall umsetzen:

Trennkost Eiweiß:

○ Fisch- oder Fleischgerichte mit Gemüse und kalt gepressten Ölen

○ anfangs kein Brot und keine Süßspeisen, da diese immer Kohlenhydrate enthalten

○ Käse zum Abschluss

Trennkost Kohlenhydrate:

○ anfangs Brot mit Butter oder Öl, aber keine Aufstriche

○ Nudeln, Reis, Kartoffelgerichte mit Gemüse und kalt gepressten Ölen (Pasta aber ohne Parmesan und nicht mit Käse überbacken)

○ es darf ein kleines Dessert sein, aber ohne Obstdekoration (Rohkost!)

Esskultur

Der Esskultur kommt in diesem gesamten Prozess die größte Bedeutung zu. Es zählt nicht nur, was man isst, sondern auch, wann, wie viel, wie schnell oder wie langsam, wie regelmäßig und mit wem man seine Mahlzeiten zu sich nimmt (alleine und gehetzt oder lieber gemütlich mit Familie oder Freunden). Was dabei besonders wichtig ist: Dies liegt in der Eigenverantwortlichkeit jedes Einzelnen von uns. Esskultur kann nicht delegiert werden, sie kann nur gelebt werden. Und sobald das jemand für sich erkannt hat, wird es selbstverständlich, diese zu praktizieren. Mehr noch: Man wird zum Vorbild für andere. Dies lässt Erziehungsmaßnahmen, welche zum Beispiel in einer Familie wichtig sind, in neuem Licht erscheinen. Nicht die Erklärung einzelner Maßnahmen oder das Vermitteln einzelner Aspekte der Esskultur ist ausschlaggebend, sondern diese vorzuleben und zu praktizieren. Immer wieder bekommen wir positive Rückmeldungen von Menschen, die diese Bedeutung erkannt haben. Wenn zum Beispiel eine Mutter Esskultur in der Familie praktiziert, werden alle anderen Familienmitglieder, Kinder wie Ehegatte, automatisch dadurch beeinflusst. Auf anfängliche Verwunderung und zögerliches Fragen folgt ein Ausprobieren und dann überzeugtes Nachahmen.

Nun ist an dieser Stelle ein Vorleben und Nachahmen zwar nicht möglich, aber wir möchten Sie stattdessen herzlich einladen – zu einer Reise durch Ihren Verdauungsapparat.

Die Verdauung

Der Verdauungsapparat beginnt bei den Lippen und endet beim After.

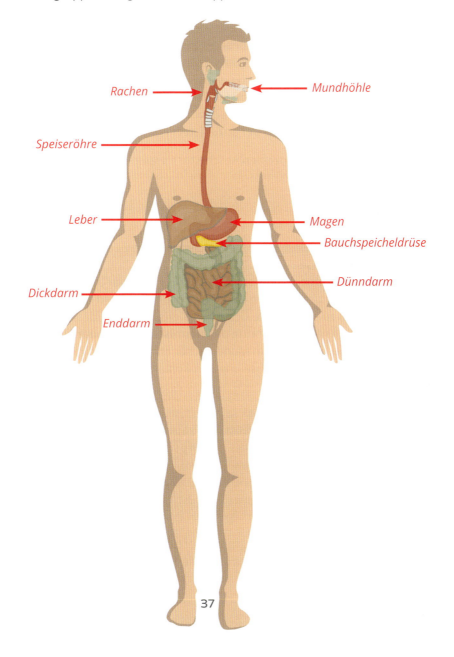

Der Verdauungsvorgang selbst stellt ein feinsinniges und gut abgestimmtes Zusammenspiel verschiedener Organsysteme dar. Die Verdauung beginnt im **Mund**, wo die mechanische Zerkleinerung und Aufbereitung der Lebensmittel erfolgt. Gleichzeitig wird Speichel produziert, um die ersten chemischen Verdauungsprozesse zu starten. Im **Magen** setzt dann bedingt durch die Magensäure die Eiweißverdauung ein, gefolgt von der „Hauptarbeit" der Verdauung im **Dünndarm.** Hier unterstützen unzählige Bakterien unsere Enzyme. Im letzten Abschnitt schließlich, dem **Dickdarm,** erfolgt eine „Resteverwertung" und die Wasserrückresorption, um die Stuhlkonsistenz richtig abzustimmen. Alle diese Abläufe müssen gut koordiniert und nacheinander ablaufen, sodass das Ziel, möglichst viele Inhaltsstoffe aus dem Lebensmittel herauszuholen und diese über den Stoffwechsel in optimaler Form als Nährlösung allen Zellen des Körper anzubieten, erreicht wird.

Betrachten wir daher die einzelnen Abschnitte etwas genauer.

Die Mundhöhle

Die Mundhöhle ist der einzige Bereich, in dem durch die Zähne eine **mechanische Aufbereitung** der Speisen erfolgt. Dies setzt gesunde Zähne voraus. Sinn und Zweck der mechanischen Aufbereitung ist es, durch das Kauen die Oberfläche der Lebensmittel zu vergrößern und dadurch eine möglichst große Oberfläche für den Kontakt mit dem Speichel zu schaffen. Je besser dies erfolgt, desto idealere Bedingungen schaffen wir für die nächsten Schritte der **chemischen Verdauung:** Mit dem Kauen produzieren wir auch Speichel im Mund. Dieser enthält bereits Verdauungsenzyme – vor allem für die Verstoffwechselung von Kohlenhydraten. Eine einfache Übung zeigt diese Zusammenhänge:

> Nehmen Sie ein Stück Schwarzbrot und kauen Sie es gründlich und ausdauernd. Sie werden bemerken, dass das Brot irgendwann anfängt, süßlich zu schmecken. Und zwar deshalb, weil Brot aus Kohlenhydraten, also letztlich aus Zucker besteht. Bei guter Speichelqualität und Verdauungsleistung wird also der Zucker aus dem Brot freigesetzt und der Geschmack wahrgenommen.

Dies leitet uns zu einem weiteren großen Bereich des Essens: dem **Genuss.** Essen soll Freude bereiten, soll ein Genuss sein. Die Speisen sollen gut schmecken. Jegliches Geschmackserlebnis, jeder Genuss setzt aber ausreichendes Kauen voraus. Dadurch werden die Speisen mit Speichel vermischt, die Inhaltsstoffe der Lebensmittel durch chemische Prozesse freigesetzt und durch unsere Geschmacksknospen schließlich wahrgenommen. Letztere befinden sich ausschließlich im Mund, daher kann Geschmack auch nur im Mund entstehen – wir schmecken nicht mit der Leber oder dem Darm.

Ein weiterer Aspekt des gründlichen Kauens ist, dass wir durch die Vermischung mit Speichel auch chemische Prozesse in Gang setzen, die das Gehirn über die zu erwartenden Speisen in Kenntnis setzen. Aufgrund dieser **Information** werden die nachgeordneten Verdauungsorgane auf die zu erbringende Leistung vorbereitet. Wir wissen auch, dass die Information sehr rasch vom Mund zum Gehirn gelangt. So wird das Gehirn in Sekundenschnelle über die Vorgänge im Mund in Kenntnis gesetzt, während der Informationsfluss aus dem Magen mindestens eine halbe Stunde dauert. Während dieser Zeit bleiben die Speisen sozusagen sich selbst überlassen und es besteht die Gefahr, dass erste bakterielle Zersetzungsprozesse die Lebensmittel verändern.

Besonders wichtig ist jedoch die Tatsache, dass wir nur im Mundbereich bewusst Einfluss auf den Verdauungsprozess nehmen können. Wie oft und wie intensiv wir kauen ist unsere Entscheidung. Ab dem Zeitpunkt des Schluckens erfolgt der Abbau der Lebensmittel nach den chemischen Gesetzmäßigkeiten und Bedingungen der einzelnen Verdauungsorgane. Und keines dieser Organe kann das Kauen nachholen, sofern Sie es vorab nicht ausreichend getan haben. Im Umkehrschluss werden die chemischen Verdauungsprozesse jedoch umso besser und effizienter ablaufen, je besser Sie gekaut haben. Es kommt also auf den richtigen Start an.

Erkenntnisse aus der modernen Gehirnforschung stützen diese Tatsache. Es ist in der Zwischenzeit unbestritten, dass wir ein zweites Gehirn im Bauch haben. Dieses **Bauchhirn** verfügt über nahezu gleich viele Nervenzellen wie unser Gehirn, es produziert die gleichen Botenstoffe und es funktioniert im Wesentlichen auch gleich. Es werden sogar mehr Informationen vom Bauch zum Gehirn in Richtung Kopf gesendet als umgekehrt. Auch das ist logisch, wenn man bedenkt, dass im Bauch aufgrund der Verdauungsvorgänge wesentlich mehr wichtige Informationen zu verarbeiten sind als im Gehirn selbst.

In den letzten Jahr(zehnten) konnten viele neue Erkenntnisse über die Funktion des Gehirns gewonnen werden. Dachten wir früher noch, die Anzahl der Gehirnzellen ist für die Funktion entscheidend, so wissen wir heute, dass es mehr auf die Verbindungen der Nervenzellen untereinander ankommt. Diese können zeitlebens neu gebildet werden und ermöglichen so lebenslanges Lernen. Heute wissen wir, dass das Gehirn so arbeitet, wie wir es benützen: Durch lebenslanges Training werden ebendiese Verschaltungen des Nervensystems erneuert, wodurch immer wieder Neues entstehen kann.

Nun ist es hoch interessant, dass viele Detailarbeiten nicht am eigentlichen Gehirn, sondern am Bauchhirn durchgeführt wurden. Nicht nur die Ähnlichkeit des Nervensystems, sondern vor allem die leichtere Durchführung der Versuchsanordnung ist hierfür entscheidend. Die Nervenzellen des Bauchhirns sind nämlich schichtweise zwischen den Darmmuskeln angeordnet. Dies ermöglicht ein einfaches „Freilegen" und Untersuchen des Nervensystems. Aufgrund dieser Analogien dürfen wir mit Fug und Recht die Erkenntnisse der Gehirnforschung auch auf den Verdauungsapparat übertragen. Das bedeutet: Wenn wir für das Gehirn beanspruchen, dass es so arbeitet, wie wir es benützen, so können wir das auch für den Verdauungsapparat annehmen. Der Verdauungsapparat arbeitet also so, wie wir ihn benützen. Wir brauchen deshalb so etwas wie eine „Bedienungsanleitung" für den Verdauungsapparat. Sie beinhaltet letztlich alle Punkte der Esskultur, denn diese können wir selbst bestimmen und bewusst verändern.

Der Magen

Werden die Speisen geschluckt, gelangen sie über die Speiseröhre, der lediglich eine Transportfunktion zukommt, in den Magen. Hier herrscht aufgrund der Magensäure ein stark saures Milieu, in welchem der Körper vor allem mit der Verdauung eiweißhaltiger Lebensmittel beginnt. Chemisch betrachtet sind Proteine lange Aminosäureketten, sogenannte Polypeptide, die zu kürzeren Ketten, sogenannten Oligopeptiden, abgebaut werden. Neben diesem ersten Schritt in der Eiweißverdauung ist der Magen auch noch die zentrale Schaltstelle des Säure-Basen-Haushaltes im Verdauungsapparat (zu Säure-Basen-Haushalt siehe auch Kapitel 5).

Der Dünndarm

Im nächsten Abschnitt des Verdauungsapparates, dem Dünndarm, erfolgt der hauptsächliche Verdauungsvorgang. Ganz am Anfang des Dünndarms befindet sich der Zwölffingerdarm, in den die Sekrete aus der Bauchspeicheldrüse sowie die von der Leber produzierte Galle abgegeben werden. Diese Sekrete enthalten die notwendigen **Enzyme zum Abbau der Lebensmittel.** Bei diesen Enzymen handelt es sich um hoch spezialisierte Eiweißmoleküle, welche die Lebensmittel Schritt für Schritt in ihre kleinsten Bausteine zerlegen, damit sie in weiterer Folge in den Organismus aufgenommen werden können. Die im Magen vorverdauten Eiweiße (Oligopeptide) werden nun zu einzelnen Aminosäuren abgebaut, Fette in sogenannte Fettsäuren und Kohlenhydrate in einzelne Zuckermoleküle zerlegt. Nur die kleinsten Moleküle können und dürfen aufgenommen werden. Dass diese Vorgänge dauern, ist logisch. Daher braucht der Verdauungsprozess auch eine gewisse Zeit, um ordnungsgemäß ablaufen zu können. Wenn also immer wieder neue Nahrung hinzukommt, stört dies den Ablauf empfindlich und verzögert den Abbau der Lebensmittel.

Die Arbeit der Enzyme wird durch zahlreiche **Bakterien,** die wir zeitlebens im Darm beherbergen, unterstützt. Diese in ihrer Gesamtheit als Darmflora bezeichneten Bakterien übersteigen in ihrer Anzahl die Zahl der Zellen unseres Körpers und haben eine Gesamt-Stoffwechselleistung, die in etwa jener der Leber entspricht. Berücksichtigt man all diese Gegebenheiten, so wird rasch klar, dass auch der Bakterienflora eine große Bedeutung im Verdauungsprozess zukommt.

Generell können wir davon ausgehen, dass es ein **Gleichgewicht** zwischen den von uns aktiv gebildeten Enzymen – unserer Verdauungsleistung – und der Bakterienflora geben muss. Dieses Gleichgewicht besteht nur, wenn der Großteil der Lebensmittel durch unsere Enzyme aktiv abgebaut, sprich verdaut wird, damit wir die Inhaltsstoffe in den Organismus aufnehmen können. Natürlich bleibt dann immer noch genug für die Bakterien übrig, sodass diese ausreichend Nährstoffe für ihren Stoffwechsel und ihr Überleben vorfinden. Verschiebt sich aber das Gleichgewicht zugunsten der Bakterien, das heißt, wird weniger durch unsere Enzyme und mehr durch unsere Bakterien umgesetzt, so dominieren die bakteriellen Stoffwechselvorgänge im Darm. Dies erfolgt immer dann, wenn ein Missverhältnis zwischen der gegessenen Lebensmittelmenge und unserer enzymatischen Verdauungsleistung vorliegt. Somit sind wir wieder bei unserer Esskultur, die eine bedeutende Rolle spielt: Das richtige Maß zum richtigen Zeitpunkt ist entscheidend.

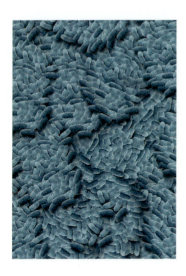 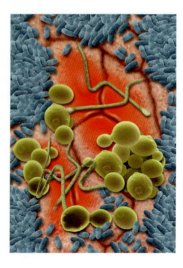

Schematische Darstellung der Darmflora.

Links: Intakte Oberfläche, vollständig durch Bakterien bedeckt.

Rechts: Defekter Bakterienrasen, offene Stellen werden von krankmachenden Keimen wie Pilzen besetzt.

Prof. Karl Pirlet von der Universität Frankfurt, der sich als Internist und Neurologe insbesondere mit dem Stoffwechsel und den Aspekten gesunder Ernährung befasst hat, formulierte es einmal sehr treffend:

> „Wir dürfen dem Körper nur so viel zuführen, als er in der Lage ist, im Verdauungsapparat abzubauen, Inhaltsstoffe im Stoffwechsel umzusetzen und die ausscheidungspflichtigen Substanzen über die entsprechenden Organe auszuscheiden."

Diesen Grundsatz sollten wir uns immer vor Augen halten. Denn jedes Zuviel an Nährstoffen führt letztlich zu einem Überwiegen des bakteriellen Stoffwechsels und die Bakterien feiern „Party im Darm". Sie setzen die einzelnen Nährstoffe dann so um, wie es ihrer Natur entspricht. Dabei wird Zucker (Kohlenhydrate) vergoren und Eiweiß verfault. Beide Prozesse bilden eine Reihe von unerwünschten Stoffen, sogenannte **Gärungs- und Fäulnistoxine.** Bei der bakteriellen Gärung entsteht jedoch kein „feiner Tropfen", wie wir ihn gewohnt sind, zu einem guten Essen zu genießen. Im ersten Gärungsvorgang entstehen toxische Alkohole wie Propanol, Butanol und Ethanol. Diese Alkohole stören die Darmwand empfindlich und führen letztlich zu einer (lokalen) Entzündung. Dadurch wird die Barrierefunktion des Darms beeinträchtigt.

Doch gerade die **Barrierefunktion** ist für unsere Gesundheit ein entscheidender Faktor.

Genau genommen ist der Verdauungsapparat wie ein Schlauch, der unseren Körper durchzieht. Wie in einer Einbahnstraße werden die aufgenommenen Lebensmittel verarbeitet und weitertransportiert. Dabei ist wichtig, dass alle Prozesse der Verdauung im Inneren des Darms ablaufen. Durch das Zusammenspiel unserer Verdauungsenzyme und der Bakterien werden die Lebensmittel bis in ihre kleinsten Bestandteile zerlegt und nur diese dürfen und können im Idealfall in den Organismus aufgenommen werden. Die Darmwand stellt auch für die Bakterien eine unüberwindbare Barriere dar. Muss sie sogar, denn auch nur ein einzelnes Bakterium jenseits dieser Barriere würde eine Infektion und Erkrankung bedeuten. Sinn und Zweck dieser Barrierefunktion des Darms ist aber auch, dass die Inhaltsstoffe im Darm, die (noch) nicht aufgenommen werden sollen, auch im Darm bleiben. Dies trifft zum Beispiel auf unvollständig abgebaute Eiweißmoleküle zu: Wurden diese nicht vollständig in ihre einzelnen Aminosäuren zerlegt, so dürfen sie nicht in den Organismus aufgenommen werden, weil sie allergisierend wirken würden. Durch diese Barrierefunktion erfolgt also eine Trennung zwischen den Inhaltsstoffen des Darms und unserem Stoffwechsel.

Finden nun im Darm Fehlverdauungsprozesse wie Gärung oder Fäulnis statt, so wird diese Barrierefunktion gestört. Der durch Gärung produzierte Alkohol ruft – ebenso wie Fäulnisprodukte, allen voran Histamin – eine Entzündung im Darm hervor. Letztlich entwickelt sich ein Zustand, den wir **„Leaky Gut"** nennen: Der Darm (engl.: gut) wird bildlich gesprochen löchrig und durchlässig (engl.: leaky) für Stoffe aus dem Darminneren. Bereits vor mehr als 100 Jahren erkannte Dr. F. X. Mayr diese Prozesse, welche als „intestinale Autointoxikation" – Selbstvergiftung aus dem Darm – bezeichnet werden. Er beschrieb auch, wie die Darmtoxine über die Lymphe zur Leber gelangen, welche noch versucht, das Ärgste zu verhindern, indem sie zumindest einen Teil der Toxine durch Abbau unschädlich macht. Letztendlich werden die Toxine aber doch über die Blutbahn im gesamten Körper verteilt und so zum Ausgangspunkt für verschiedenste Erkrankungen.

> *„Es sind die Gifte aus dem Darm, die unsere Gesundheit untergraben, uns vorzeitig alt, krank und hässlich machen",*
> beschrieb Dr. F. X. Mayr deren Wirkung sehr treffend.

Die moderne Medizin hat diese Prozesse in den letzten Jahren bestätigt und auch die biochemischen Korrelate des „Leaky Gut" gefunden. Es wird aber noch einige Jahre dauern, bis diese Erkenntnisse in all ihrer Bedeutung Eingang in den medizinischen Alltag finden. Ungeachtet dessen müssen wir erkennen, dass viele, wenn nicht alle unsere Zivilisationskrankheiten ihren Ursprung in dieser „Selbstvergiftung" haben. Diesen letztendlich aus der Überforderung der Verdauungsleistung resultierenden Erkrankungen kann durch Beachtung der Esskultur Einhalt geboten werden.

Der Dickdarm

Im letzten Abschnitt des Verdauungsapparates, dem Dickdarm, wird der Verdauungsprozess zu einem Ende geführt. Auch hier sind wieder Bakterien daran beteiligt, die letzten Inhaltsstoffe der zugeführten Nahrung zu verarbeiten. Außerdem erfolgt im Dickdarm die **Rückresorption von Flüssigkeit,** um die Stuhlkonsistenz einzustellen. Mangelnde Flüssigkeitszufuhr führt also in diesem Bereich zu einer Verfestigung des Stuhls mit der Tendenz zu hartem Stuhl und Verstopfung.

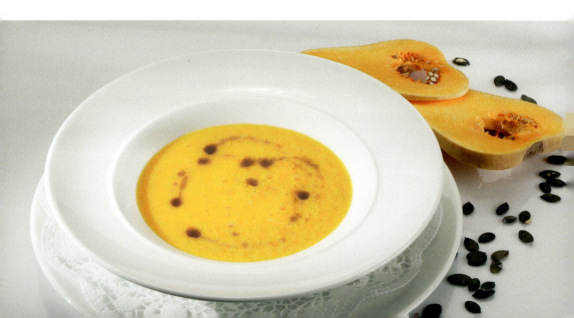

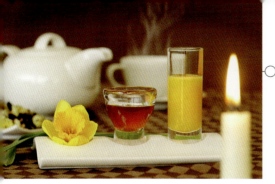
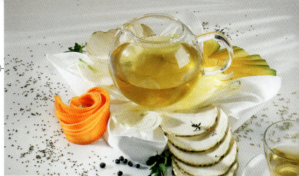

Richtiges Trinken ist wichtig

Das Trinken stellt einen wichtigen Bereich der Ernährung dar. Wir können nur kurze Zeit (einige Tage) ohne Flüssigkeitszufuhr auskommen. Bedenkt man, dass – abhängig von Alter und Geschlecht – zwischen 60 und 75 % des Körpers aus Wasser bestehen, so wird rasch klar, dass Wasser eines unserer wichtigsten Lebensmittel ist. Beim Trinken ist aber auch der richtige Zeitpunkt wichtig – und das, was getrunken wird.

Als echte Flüssigkeitszufuhr zählt nur, was im Verdauungsprozess nicht durch unsere Enzyme abgebaut werden muss. Im Grunde sind das **Wasser, stilles Mineralwasser, kurz gebrühte Kräutertees oder Gemüsebrühe.** Das Beste ist sicher frisches Wasser, sofern es in guter Qualität vorhanden ist. Leitungswasser in Großstädten erfüllt sicher nicht immer diese Kriterien, weshalb hier unter Umständen auf stille Mineralwässer zurückgegriffen werden muss. Kräutertees bringen ebenso wie eine Gemüsebrühe geschmackliche Abwechslung, wobei bei den Kräutertees wichtig ist, diese nur kurz ziehen zu lassen. Nicht die pharmakologische Wirkung der Pflanze steht im Vordergrund, sondern lediglich die Aromastoffe, ein leichter Geschmack und insbesondere die im Stoffwechsel frei verfügbare Flüssigkeit. Darüber hinaus wirken die meisten Kräutertees, vor allem aber eine Gemüsebrühe durch die Zufuhr von Mineralstoffen basisch im Stoffwechsel (Näheres dazu siehe S. 88 ff.).

> Der optimale Zeitpunkt zu trinken ist zwischen den Mahlzeiten. Zu diesen Zeiten wird die getrunkene Flüssigkeit rasch den Magen passieren, kann sehr gut aufgenommen werden und unterstützt auf diese Weise den Stoffwechsel.

Trinkt man größere Mengen oder ausschließlich zum Essen, so wird die zugeführte Flüssigkeit die Verdauungssäfte verdünnen. Dies führt in weiterer Folge zu einer eingeschränkten Verdauungsleistung, einer verlängerten Verdauungszeit und der Tendenz, die gegessenen Speisen schlechter und nicht zeitgerecht zu verdauen.

Was zählt nicht als Getränk?

Hier sind vor allem **Milch, Frucht- oder Gemüsesäfte, Bohnenkaffee und Alkoholika** zu nennen. Sie zählen zu den „flüssigen Lebensmitteln", die im Stoffwechsel verarbeitet werden müssen. Milch beispielsweise beinhaltet Kohlenhydrate, Fett und Eiweiß, welche allesamt im Verdauungsapparat abgebaut werden müssen, um überhaupt resorbiert werden zu können. Frucht- oder Gemüsesäfte sind konzentrierte Kohlenhydrate (= Zucker) und um diese zu verstoffwechseln, benötigen wir wieder eine Reihe von Enzymen, die die Kohlenhydrate beim Kauen und Einspeicheln abbauen. Vor allem dieser Aspekt fehlt bei den flüssigen Lebensmitteln. So kommt das konzentrierte, kohlenhydrathaltige Lebensmittel in den Verdauungsapparat – ohne Kauvorgang, Speichelproduktion und vorab weitergegebene Informationen. Dies wiederum ist sehr zur Freude der Bakterien, die daraus rasch und intensiv über Gärung Alkohole erzeugen.

Folgender Vergleich wird Sie überzeugen:

> Versuchen Sie einmal, anstelle eines frisch gepressten Obst- oder Gemüsesafts jene Menge an Obst oder Gemüse, die Sie zur Herstellung des Safts benötigen würden, zu essen. Sie werden erstaunt sein, wie diese Menge bei entsprechender Esskultur – also auch gut gekaut und eingespeichelt – zu einem Völlegefühl führt und vielleicht können Sie gar nicht alles auf einmal aufessen. Im selben Maße bedenklich sind die so populär gewordenen **Smoothies.** Aus Sicht der Verdauungsphysiologie sind diese abzulehnen.

Es gibt jedoch auch einen positiven Effekt:

Da auch Alkoholika nicht als Getränk zu werten sind, sondern als flüssige Lebensmittel, spricht nichts dagegen, zu einem guten Essen einen guten Tropfen zu genießen. Die Menge macht das Gift: Wir alle wissen um die Wirkung von zu viel bzw. zu häufigem Alkoholkonsum. Große Mengen von Alkohol während der Mahlzeiten haben natürlich auch einen verdünnenden Effekt auf die Verdauungssäfte. Gegen eine gute Qualität in bescheidenen Mengen ist aber sicher nichts einzuwenden.

Zusammenfassung: Worauf es bei der Esskultur ankommt

Die Beachtung der Esskultur ist ein entscheidender Faktor, um die Inhaltsstoffe aus den Lebensmitteln gewinnen zu können. Und darauf kommt es an:

- Langsames Essen, gutes Kauen und Einspeicheln sind Bedingungen, damit der Verdauungsvorgang optimal ablaufen kann.

- Die Speisen in Ruhe zu genießen trägt dazu bei, dass uns Essen auch den Genuss vermittelt, den wir uns erhoffen.

- Es ist ebenso wichtig, dem Körper anschließend genügend Zeit zu geben, um die verzehrten Speisen auch verdauen und verarbeiten zu können. Dies benötigt sicherlich einige Stunden; von Zwischenmahlzeiten ist deshalb abzuraten.

- Entsprechend dem Rhythmus der Verdauungsleistung sollte die Abendmahlzeit möglichst früh eingenommen werden und auch möglichst leicht bekömmlich sein – daher die Empfehlung, abends auf Rohkost zu verzichten.

- Ein Gleichgewicht von sauren und basischen Lebensmitteln sowie das Trinken von frei verfügbarer Flüssigkeit (Wasser, stilles Mineralwasser, kurz gebrühte Kräutertees, Gemüsebrühe) vor allem zwischen den Mahlzeiten runden die Esskultur ab.

Die Umsetzung all dieser letztlich einfachen Empfehlungen liegt in der Eigenverantwortung jedes Einzelnen. Kauen und Einspeicheln kann nicht delegiert werden und auch der Magen oder die Leber können nicht nachholen, was am Anfang des Verdauungsprozesses versäumt wurde. Der erste wichtige Schritt ist eine Entscheidung zugunsten der Esskultur. Aber bitte seien Sie in der Umstellungsphase geduldig und gnädig mit sich selbst. Alte Gewohnheiten durch neue zu ersetzen braucht Zeit. Schließlich sind wir immer wieder aufs Neue im Widerstreit mit den von Geburt an anerzogenen und daher auch sehr tief sitzenden Gewohnheiten.

Diese Umstellung dauert und ist auch der wichtigste Aspekt in der **Modernen Mayr-Medizin:** Hier wird das Wiedererlernen gerade dieser Esskultur täglich trainiert und geübt. Um die neue Esskultur auch wirklich im Unterbewusstsein ankommen zu lassen, empfiehlt es sich, die Moderne Mayr-Therapie über einen Zeitraum von ca. 3 Wochen durchzuführen. Da die Erfahrung zeigt, dass wir in der Regel dazu tendieren, zu alten Traditionen zurückzukehren, kann es notwendig und hilfreich sein, die Moderne Mayr-Therapie jährlich vorzunehmen – um den Aspekt des Rhythmus wieder zu beachten, zur Erinnerung und Auffrischung und natürlich zur Ausscheidung der zwischenzeitlich neu angefallenen Stoffwechselgifte.

INHALTSSTOFFE DER LEBENSMITTEL UND DEREN BEDEUTUNG FÜR GESUNDHEIT UND KRANKHEIT

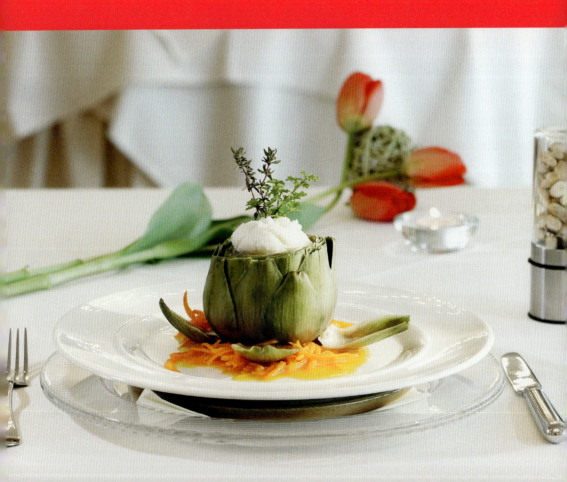

4

Inhaltsstoffe der Lebensmittel und deren Bedeutung für Gesundheit und Krankheit

Unsere Lebensmittel enthalten Eiweiße (= Proteine), Kohlenhydrate und Fette – sogenannte Makronährstoffe – sowie die als Mikronährstoffe oder auch Vitalstoffe bezeichneten Mineralstoffe, Spurenelemente und Vitamine (siehe auch Kapitel 8). Darüber hinaus finden sich noch unverdaubare Ballaststoffe, sekundäre Pflanzenstoffe (Bioflavonoide) und eine Reihe von Stoffen mit unterschiedlichsten Wirkungen im Körper wie hormonähnliche Substanzen oder Aromastoffe. So manche Lebensmittel, vor allem Kräuter, enthalten auch Inhaltsstoffe mit krankheitsvorbeugender bzw. heilender Wirkung.

Im Folgenden wollen wir primär die Bedeutung der Makro- und Mikronährstoffe betrachten.

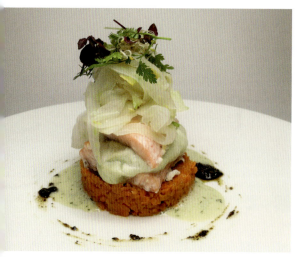
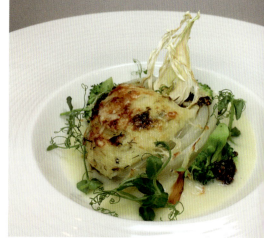

Eiweiß

Eiweiß ist ein wichtiger Baustein des Lebens, ohne den wir nicht auskommen. Wir benötigen Eiweiß in erster Linie, um unsere Strukturen – also Muskeln, Knochen und Bindegewebe – aufzubauen und zu erhalten (Struktureiweiß), es spielt aber auch als sogenanntes Funktionseiweiß eine wichtige Rolle in unserem Körper. Verschiedene Eiweißverbindungen haben ganz bestimmte Funktionen: Im Verdauungsapparat etwa zerlegen Enzyme die Nahrung in ihre Bestandteile; Hämoglobin, eine Eiweißverbindung im Blut, transportiert Sauerstoff für die Energiegewinnung im Körper. Mithilfe verschiedener Enzyme werden biochemische Reaktionen gesteuert, ohne die unser Stoffwechsel gar nicht ablaufen könnte. Und natürlich stehen **Funktion und Struktur** zueinander in Beziehung – die Struktur bedingt die Funktion und umgekehrt. Die Struktur eines Muskels beispielsweise ergibt seine Funktion. Und die Funktion von Hämoglobin, dem sauerstofftransportierenden Eiweiß, erfordert eine ganz bestimmte Struktur.

Aus dem Bedarf von Eiweiß für die Struktur und Funktion ergibt sich folgerichtig, dass Eiweiß **nicht primär zur Energiegewinnung** herangezogen wird. Hier liegt einer der wesentlichen Irrtümer der herkömmlichen Ernährungslehren, die Eiweiß immer auch in Kilokalorien – also in Einheiten der Energiezufuhr – bewerten. Eiweiß wird vom Körper nur in Notsituationen, wenn sonst keine Stoffe mehr zur Verfügung stehen, zur Energiegewinnung herangezogen. Dies mag bei auszehrenden Krankheiten wie Krebs oder anderen gravierenden Erkrankungen der Fall sein. Auch Spitzen- und Extremsport ist an dieser Stelle zu erwähnen, bei dem ein erhöhter Eiweißbedarf auch für die Regeneration und den Wiederaufbau von „zerstörter Struktur" notwendig ist. Aber Eiweiß ist viel zu wertvoll für den Stoffwechsel, als dass es im Normalfall, also unter alltäglichen Bedingungen, zur Energieproduktion herangezogen würde. Dazu dienen in erster Linie Kohlenhydrate und Fette.

Aus diesem Grund sollte die Frage nach der Menge nicht mit Kilokalorien beantwortet, sondern mit dem Körpergewicht der betreffenden Person in Beziehung gesetzt werden:

> Wir rechnen heute mit einem **täglichen Bedarf von ca. 0,8 Gramm Eiweiß pro Kilogramm Körpergewicht**.

Der so ermittelte Wert beinhaltet den minimalen Bedarf inklusive eines kleinen Sicherheitsdepots, um im Normalfall Reserven aufbauen bzw. erhalten zu können. Betrachtet man den Bedarf und vergleicht ihn mit dem, was Menschen in Mitteleuropa bzw. der westlichen Welt an Eiweiß zu sich nehmen, so muss man feststellen, dass dies weit mehr als diese 0,8 g/kg Körpergewicht sind. **Verzehrstudien belegen, dass wir im Durchschnitt ca. 100 bis 120 g Eiweiß pro Tag zu uns nehmen.** – Doch wie kommt das zustande?

Rund 20 % des Gewichts von Fleisch oder Fisch machen reines Eiweiß aus. Rechnet man für eine normale Portion mit etwa 180 bis 200 g Fleisch oder Fisch am Teller, so ergibt das bei 20 % Eiweißanteil ca. 40 g reines Eiweiß. Berechnen wir nun den Bedarf einer 70 kg schweren, gesunden Person, so ergibt sich daraus ein täglicher Eiweißbedarf von 56 g. Mit einer Portion Fleisch oder Fisch werden davon bereits 40 g zugeführt. Nachdem wir aber auch Brot, Käse, Wurstwaren, Hülsenfrüchte etc. mehr oder weniger täglich zu uns nehmen, kommen wir auf den zuvor erwähnten täglichen Eiweißverzehr von etwa 100 bis 120 g pro Tag.

Was macht der Körper mit überschüssigem Eiweiß?

Nun stellt sich also die Frage, was mit dem Zuviel an Eiweiß im Körper passiert. Immerhin nehmen viele Menschen fast die doppelte Menge des täglichen Bedarfs zu sich. Und hier liegt der zweite große Fehler in der herkömmlichen Betrachtungsweise: Es wird immer wieder betont, dass Eiweiß nicht gespeichert wird und daher täglich in ausreichender Menge zugeführt werden sollte. Unter diesem Blickwinkel sollte es kein Zuviel an Eiweiß geben. Es stellt sich jedoch rasch die Kurzsichtigkeit dieser Sichtweise heraus, wenn man in der Evolution etwas zurückblickt. Ötzi, der Steinzeitmensch, und sicher alle Menschen bis vor wenigen Generationen hatten nicht den Überfluss, den wir heute haben. Daher mussten sie lernen, mit dem kostbaren Eiweiß hauszuhalten. Für Jäger und Sammler der Vorzeit war nicht sicher, dass jeden Tag ein Steak am Speiseplan stand. Daher hat der Körper auch gelernt, Eiweiß in Form seiner kleinsten Einheiten – den Aminosäuren – im Körper zu deponieren. Dies erfolgt im sogenannten Bindegewebe, der Grundsubstanz, die deshalb unsere Eiweiß-Reserve darstellt und genau genommen unsere **Aminosäuren-Reserve** ist: Der Körper zerlegt – wie wir gleich noch ausführlicher betrachten werden – das Eiweiß im Verdauungsapparat in seine Bestandteile, die Aminosäuren. Und diese dienen als Ausgangsstoffe für unsere körpereigene Eiweiß-Synthese. Der von der

Leber verwaltete Aminosäure-Pool stellt also die Reserve des Körpers für Eiweiß dar. Gleichzeitig ist er auch der Speicherort für das überschüssige, durch die Ernährung zugeführte Eiweiß. Wenn wir das Bindegewebe solcherart mit Eiweiß (Aminosäuren) überladen, kommt es zur Einlagerung von Eiweiß im Bindegewebe. Dieses Bindegewebe stellt ein dreidimensionales Netzwerk im Körper dar, das auch eine Art Filterfunktion erfüllt.

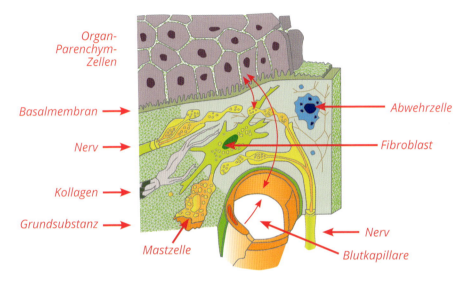

Die bindegewebige Matrix

Alle Stoffe, die von der Blutbahn zur Zelle gelangen sollen, müssen diese Filterstrecke – die Grundsubstanz – durchlaufen. Umgekehrt müssen alle Stoffwechselprodukte der Zelle den entgegengesetzten Weg beschreiben, um letztlich über die Blutbahn abtransportiert und ausgeschieden werden zu können. Ist der Filter mit Eiweiß überladen, wird das Passieren des Filters erschwert. Dies ist dann der Fall, wenn die Konzentration einzelner Stoffe wie Blutzucker, Cholesterin, Fett etc. im Blut ansteigt, und zwar aufgrund des erhöhten Widerstandes, der durch die **Eiweißablagerungen im Bindegewebe-Filter** hervorgerufen wird. Das bedeutet, dass zu viel Eiweiß in der Ernährung Risikofaktoren für Erkrankungen beispielsweise des Herz-Kreislauf-Systems begünstigt: Nachdem die Grundsubstanz um die Kapillaren (das sind die kleinsten Gefäße in der Blutbahn) sich zur Basalmembran „verdickt", wird auch hier Eiweiß eingelagert. Dadurch entsteht eine gewisse Starre der Gefäße. Dies begründet einerseits die abnehmende Elastizität der Gefäße mit zunehmendem Alter, andererseits ist dies aber auch ein nicht zu vernachlässigender Faktor bei der Entstehung von Arteriosklerose, Bluthochdruck und anderen Risikofaktoren des Herz-Kreislauf-Systems.

Der deutsche Forscher Prof. Lothar Wendt, Experte auf dem Gebiet der Eiweißspeicher-Krankheiten, konnte durch Fütterungsversuche an Ratten diese Zusammenhänge eindeutig belegen. Und auch, dass der Prozess durch Eiweißreduktion in der Ernährung (Eiweißfasten) reversibel ist und Gesundung sowie Verjüngung eintreten können. Es ist also fatal, dass wir mit unserer Ernährungssituation das Eiweiß so propagieren und das grundsätzlich bestehende Risiko des Übermaßes völlig ignorieren.

Aus all dem Gesagten ergibt sich die Empfehlung, **tierisches Eiweiß nur jeden zweiten Tag als Hauptmahlzeit** zu genießen. Doch auch der Vegetarier, der seinen Eiweißbedarf aus Hülsenfrüchten deckt, ist nicht davor gefeit, sich zu viel Eiweiß zuzuführen. In Hülsenfrüchten kommt Eiweiß nämlich konzentrierter vor als in Fleisch oder Fisch.

Eiweißgehalt in Lebensmitteln

Lebensmittel	Eiweißgehalt je 100 g
Fleisch, Fisch	18–20 g
Wurstwaren	10–17 g
Käse	20–38 g
Hülsenfrüchte	30–33 g
Getreide	7–14 g
Hühnerei	7 g
Back-/Teigwaren	8–15 g
Butter	0,7 g
Stärke	0,4–0,8 g
Diätmargarine	0,2 g
Pflanzenöle	0,0 g

Aus der Tabelle ist ersichtlich, dass der Eiweißgehalt von Fleisch und Fisch in etwa gleich hoch ist, jener von Käse und Hülsenfrüchten noch deutlich höher. Nicht berücksichtigt wird dabei, dass Fisch in vielen Fällen leichter bekömmlich (= verdaulich) ist als Fleisch. Auch wissen wir, dass Hülsenfrüchte (Bohnen, Linsen etc.) insgesamt schwerer verdaulich sind, daher es oft günstiger wäre, zum Beispiel ein Stück Fisch zu essen als ein Bohnengericht.

Ein weiterer Aspekt von Eiweiß ist, dass es grundsätzlich zu den sauren Lebensmitteln gehört. Somit besteht bei einer eiweißbetonten Ernährung insgesamt ein erhöhtes Risiko der **Gewebsübersäuerung**. Aus diesem Grund ist es wichtig, einen Ausgleich im Säure-Basen-Verhältnis durch die Kombination mit basischem Gemüse, Kartoffeln und kalt gepressten Pflanzenölen anzustreben (zu Säure-Basen-Haushalt siehe auch Kapitel 5).

Eiweiß hat für uns Menschen noch eine weitere ganz besondere Funktion, die es zu beachten gilt. **Jeder Mensch hat sein körpereigenes Eiweiß.** Wir definieren sozusagen unsere Individualität durch unsere Eiweißstruktur. Wahrscheinlich gibt es auf dieser Erde keine zwei Menschen mit der exakt gleichen Eiweißstruktur. Dies hat Auswirkungen auf unseren gesamten Stoffwechsel. Unser Immunsystem erkennt sofort, wenn fremdes Eiweiß in den Körper gelangt und reagiert darauf mit Abwehrmaßnahmen. In der modernen Medizin ist dies der limitierende Faktor bei Organtransplantationen, da hier sofort eine Abstoßung des Spenderorgans erfolgt. Nur bei möglichst großer Übereinstimmung zwischen der Eiweißstruktur des Organspenders und -empfängers und bei gleichzeitiger Unterdrückung der Abwehrreaktionen kann eine Transplantation erfolgreich sein. – Doch wie ist das eigentlich in der Ernährung?

Wenn wir ein Steak essen, so ist das ja nicht unser Eiweiß. Ganz im Gegenteil: Es ist völlig artfremd, ein Stück Fleisch vom Rind. Es muss also einen Prozess im Organismus geben, der es uns ermöglicht, dem Rindersteak seine artfremde Individualität zu nehmen. Dieser Prozess ist der **Verdauungsvorgang.** Im Zusammenspiel von mechanischer Zerkleinerung (Kauen) und chemischem Abbau – zuerst im sauren Milieu des Magens und dann durch unsere Enzyme im Dünndarm – erfolgt die Zerlegung von Eiweiß in seine kleinsten Einheiten, die sogenannten **Aminosäuren.** Diese Aminosäuren werden aus dem Verdauungsapparat aufgenommen und zirkulieren über das Blutsystem im Körper. Die Leber nimmt hier wieder eine Schlüsselposition ein. Ihre Aufgabe ist es nämlich, den Aminosäure-Pool zu verwalten und daraus verschiedene, nun körpereigene Proteinmoleküle herzustellen. Doch letztlich kann jede Zelle auf diesen Aminosäure-Pool zurückgreifen. Auch hierin erkennen wir die Schlüsselfunktion des Verdauungsapparates. Probleme in diesem Verdauungsvorgang führen unmittelbar zur Beeinträchtigung der Gesundheit, was anhand folgender Beispiele dargestellt sei:

Essen wir zu viel Eiweiß in Relation zu unserer Verdauungsleistung, so wird das Eiweiß durch die Bakterien des Darms über Fäulnisprozesse abgebaut. Diese Fäulnis bringt mit sich, dass durch die dabei entstehenden **Fäulnisprodukte wie Histamin** eine Beeinträchtigung der Integrität des Darms erfolgt. Histamin selbst verursacht Entzündungen, welche in weiterer Folge auch zu einer Reihe von **Lebensmittelintoleranzen** führen können. Die enorme Zunahme an Lebensmittelintoleranzen, die wir in den letzten Jahren beobachten, hängt sicher auch mit diesem Umstand zusammen (siehe auch „intestinale Autointoxikation" S. 43 und Unverträglichkeiten S. 81 ff.).

Tierisches und pflanzliches Eiweiß im Vergleich

Es gibt grundsätzliche Unterschiede zwischen pflanzlichem und tierischem Eiweiß.

Da wir die für unseren Stoffwechsel notwendigen Aminosäuren nicht selbst herstellen können, sind wir auf deren Zufuhr über die Ernährung angewiesen. Tierisches Eiweiß enthält immer alle dieser essentiellen Aminosäuren. Anders ist dies bei pflanzlichen eiweißhaltigen Lebensmitteln. Keine Pflanze enthält alle essentiellen Aminosäuren in ausreichendem Maße. Es fehlt immer zumindest eine davon. Daher benötigen wir unterschiedliche pflanzliche Eiweißquellen, um unseren täglichen Eiweißbedarf zu decken. Umgekehrt bedeutet das aber auch, dass wir durch pflanzliche eiweißhaltige Lebensmittel weniger Gefahr laufen, uns zu viel Eiweiß zuzuführen. Wir müssen also mehr haushalten – im wahrsten Sinn des Wortes. Der Aminosäure-Pool unterliegt mit pflanzlichen Eiweißquellen einem rascheren Turnover als bei tierischen Lebensmitteln, das heißt, pflanzliches Eiweiß hat eine geringere Tendenz zur sogenannten „Eiweißmast" nach Wendt.

Fette

Fett macht dick, so die weit verbreitete Meinung, daher sollte es auch gemieden werden. Dies hat auch dazu geführt, dass wir heute eine Low-Fat-Bewegung in unserer Gesellschaft haben, bei der fettreiche Lebensmittel verpönt sind. Alles darf nur wenig Fett enthalten, selbst Joghurt muss fettfrei sein.

Dass diese Entwicklung in keiner Weise den vielfältigen Aufgaben von Fetten in unserem Körper gerecht wird, interessiert dabei zumindest von der Lebensmittelindustrie niemanden. Hier haben sich die Meinungsmacher, nach deren Ansicht Fett ungesund, für Krankheiten und vor allem für Übergewicht verantwortlich ist, durchgesetzt. Aufgabe dieses Buches ist es deshalb auch, die wichtigsten Funktionen von Fetten im menschlichen Organismus näher zu beleuchten. Dafür beginnen wir mit einem Blick auf die grundsätzlichen Aufgaben von Fett.

Gesättigte und ungesättigte Fettsäuren

Fette bestehen aus einzelnen Fettsäuren, welche Kohlenwasserstoffketten unterschiedlicher Länge darstellen.

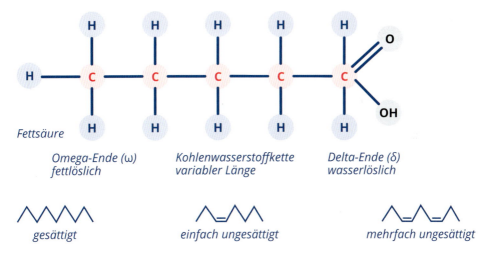

Die Eigenschaften der einzelnen Fettsäuren werden durch ihre Struktur bestimmt. Wir kennen kurzkettige Fettsäuren mit 4 bis 6 Kohlenstoffatomen **(Kokosfett, Palmfett)** sowie mittel- und langkettige Fettsäuren mit 18 bis 20 oder mehr Kohlenstoffatomen **(Sonnenblumenöl, Leinöl)**. Für die biologische Funktion ist außerdem wichtig, ob die Fettsäure gesättigt oder ungesättigt ist. Diese Bezeichnung bezieht sich auf die Anzahl der Bindungen eines Kohlenstoffatoms. Grundsätzlich ist ein Kohlenstoffatom vierwertig, das heißt, es kann Verbindungen zu vier Nachbarn aufnehmen. Ist dies der Fall und alle Bindungsmöglichkeiten sind ausgeschöpft, so ist das Kohlenstoffatom „gesättigt".

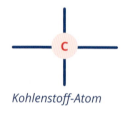

Kohlenstoff-Atom

Haben also alle Kohlenstoffatome in der Fettsäure ihr Bindungsvermögen mittels sogenannter Einfachbindungen ausgeschöpft, sprechen wir von **gesättigten Fettsäuren**. Diese haben im Stoffwechsel im Wesentlichen kalorische Aufgaben, das heißt, sie werden als **Energiereserven** angelegt, um bei Bedarf mobilisiert werden zu können. Solche Fette kann der Körper immer selbst herstellen, wobei die Ausgangssubstanzen dafür hauptsächlich Kohlenhydrate (Zucker) sind. Diese sind unsere wesentliche Energiequelle und werden bei übermäßiger Zufuhr in Fett umgewandelt und so gespeichert (siehe auch S. 74). Auf diese Weise wurde evolutionär über Jahrhunderte sichergestellt, dass immer genügend Energie für unsere vielfältigen körperlichen Aufgaben zur Verfügung stand. Andererseits werden gesättigte Fettsäuren auch direkt über – vor allem tierische – Lebensmittel zugeführt. Aus diesen Gründen ist es bei Gewichtsproblemen wichtig, primär die Zufuhr von kohlenhydrathaltigen Lebensmitteln zu reduzieren, damit die Fettspeicher nicht immer wieder neu aufgefüllt werden.

Die zweite wesentliche Gruppe von Fettsäuren sind die sogenannten **ungesättigten Fettsäuren**. Diese Bezeichnung bezieht sich wieder auf die Anzahl der Bindungen der Kohlenstoffatome in der Fettsäure.

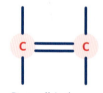

Doppelbindung

Haben nämlich zwei benachbarte Kohlenstoffatome jeweils zwei Bindungsstellen mit sich selbst, verbleiben nur mehr zwei weitere für die Wasserstoffatome. Eine solche Verbindung wird „Doppelbindung" genannt; es liegt eine ungesättigte Fettsäure vor. Es wäre nämlich nicht unbedingt notwendig, sich doppelt an den benachbarten Kohlenstoff zu binden; auch kann der Kohlenstoff dadurch an einen Nachbarn weniger binden, daher die Bezeichnung „ungesättigt".

Ein weiteres Detail dieser Doppelbindung ist für die Funktion sehr wichtig, und zwar, auf welcher Seite die Wasserstoffatome gebunden sind. Chemisch betrachtet spricht man in diesem Fall von der cis- oder trans-Stellung; die Fettsäuren werden in weiterer Konsequenz als **Cis- oder Trans-Fettsäuren** bezeichnet.

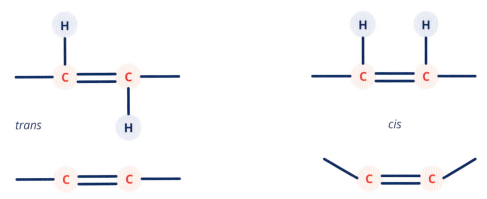

Auch dieser kleine Unterschied hat Auswirkung auf die biologische Aktivität der Fettsäuren. Alle wichtigen, im Stoffwechsel unentbehrlichen Fettsäuren sind Cis-Fettsäuren. Trans-Fettsäuren hingegen, umgangssprachlich auch als Transfette bekannt, erhöhen das Erkrankungsrisiko, was zum Beispiel das Herz-Kreislauf-System betrifft, enorm.

Nicht zuletzt kommt es bei der Fettsäure darauf an, an welcher Position der Kohlenstoffkette sich die erste Doppelbindung befindet (siehe Abbildung auf S. 57). Die beiden Enden der Fettsäuren werden als **Omega- bzw. Deltaende** bezeichnet, um sozusagen festzulegen, wo Anfang und Ende bzw. links und rechts der Fettsäure sind. Wir beginnen beim Omegaende mit dem Zählen. Wenn sich also die erste Doppelbindung am dritten Kohlenstoffatom befindet, so sprechen wir von einer **Omega-3-Fettsäure;** ist die Doppelbindung am sechsten Kohlenstoffatom, liegt eine **Omega-6-Fettsäure** vor etc. Auch dieses Detail ist wichtig, denn eine Omega-3-Fettsäure hat andere Aufgaben im Stoffwechsel zu erfüllen als eine Omega-6-Fettsäure. Wir können diese auch nicht ineinander umwandeln.

An diesen wichtigen Details erkennen wir, dass die undifferenzierte Aussage „Fett macht dick und muss daher weg aus der Ernährung" nicht nur falsch, sondern grundsätzlich sogar gefährlich ist. Es kommt darauf an, welche Fettsäuren zu welchem Zweck zugeführt werden sollen bzw. müssen.

Welche Fettsäuren sollte man seinem Körper zuführen?

Die Antwort ist relativ einfach: möglichst **wenig gesättigte**, stattdessen **mehr ungesättigte Fettsäuren**. Diese ungesättigten wiederum sollen im Wesentlichen **Cis-Fettsäuren** sein und weiters ein gutes **Verhältnis von Omega-3- zu Omega-6-Fettsäuren** aufweisen – die Empfehlung lautet **1 : 4**.

Am wichtigsten dabei ist zu beachten, dass wir genau diese ungesättigten Fette nicht oder nur in sehr geringem Umfang selbst in unserem Stoffwechsel herstellen können. Es handelt sich also um essentielle Fettsäuren, bei denen wir darauf angewiesen sind, sie über die Lebensmittel zuzuführen.

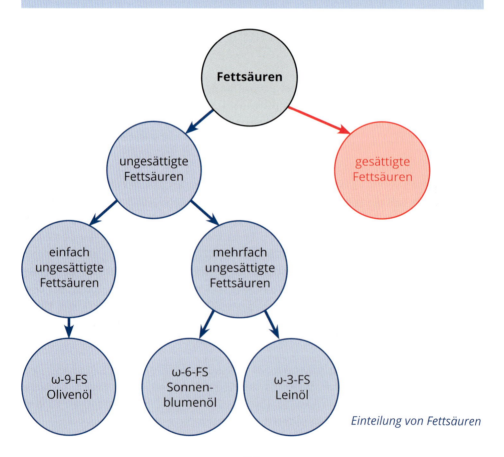

Einteilung von Fettsäuren

Funktionen der Fettsäuren im Körper

Fette haben mannigfaltige Aufgaben und zum Teil völlig unterschiedliche Funktionen im Körper, von denen wir einige wichtige herausgreifen und besonders betrachten wollen. Letztlich aber müssen wir zur Kenntnis nehmen, dass ein Leben ohne Fett nicht möglich ist.

Durchblutung

Wir haben bereits festgestellt, dass unser Organismus zu 60 bis 70 % aus Wasser besteht. Trotzdem haben wir nicht das Gefühl, so „flüssig" zu sein. Nachdem Wasser und Fett sich nicht einfach vermischen lassen, ist Fett dazu da, im Körper einzelne Oberflächen abzugrenzen und verschiedene Kompartimente zu erzeugen, in denen unterschiedliche Stoffwechselprozesse ablaufen können. Jede Zelle ist also von einer Fettschicht umgeben, die wir **Membran** nennen. Solche Membranen sind aber auch innerhalb unserer Körperzellen wichtig, um verschiedene Bereiche voneinander abzugrenzen. Dazu gehören beispielsweise der Zellkern, der unser Erbgut enthält, und die Mitochondrien, in denen vor allem die Energieerzeugung der Zelle stattfindet. Aber auch größere Oberflächen wie die Haut bestehen zum Großteil aus Fettmembranen, ebenso wie unsere innere Haut – die Oberfläche des Darms – im Wesentlichen eine hauchdünne Fettschicht ist.

Betrachten wir zum Beispiel ein rotes Blutkörperchen in unserer Blutbahn: Als einzelne Zelle ist es durchaus größer als der Durchmesser der kleinsten Gefäße, der Kapillaren, die das rote Blutkörperchen passieren muss, um den Sauerstoff an das Gewebe abgeben zu können. Daher muss es so verformbar sein, dass es durch die Kapillaren passt. Das setzt aber voraus, dass die Membran, welche die Zelle umgibt, ebenfalls verformbar und nicht starr ist. Und genau diese Funktion wird von den Fettsäuren bestimmt. Denn ein hoher Gehalt an gesättigten Fettsäuren erhöht die Starre, ein hoher Gehalt an ungesättigten Fettsäuren erhöht die Flexibilität der Membran. Oder anders ausgedrückt: Ernähren wir uns nur mit gesättigten Fettsäuren, wird die Membran starr und schlecht verformbar. Das rote Blutkörperchen bleibt in der Kapillare stecken und verursacht einen Stopp der Durchblutung mit der Gefahr, dass das von der Kapillare zu versorgende Gebiet abstirbt.

Wir wissen heute, dass ein Mangel an Omega-3-Fettsäuren ein erhöhtes Risiko für Durchblutungsstörungen, Herzinfarkt und Hirnschlag mit sich bringt. Umgekehrt ist die Einnahme von Omega-3-Fettsäuren heute ein Therapieansatz nach einem

Herzinfarkt, um einen zweiten Infarkt zu vermeiden – Sekundärprophylaxe genannt. Doch wir müssen nicht auf den ersten Infarkt warten, um Omega-3-Fette zur Durchblutungsförderung einzusetzen. Besser wäre es, wir könnten diese Probleme bereits vermittels einer Primärprophylaxe vermeiden.

Omega-3- und Omega-6-Fettsäuren

Omega-3- und Omega-6-Fettsäuren haben zum Teil unterschiedliche Aufgaben und Funktionen im Stoffwechsel, welche sich aber durchaus ergänzen. Daher ist es wichtig, in der Ernährung darauf zu achten, von beiden die richtige Menge zuzuführen, wie bereits weiter oben ausgeführt. Wir wissen heute aus der Anthropologie, dass im Laufe der evolutionären Entwicklung ein Omega-6- zu Omega-3-Verhältnis von etwa 4 : 1 in unserem Nahrungsangebot vorhanden war. Dies hat eine ausreichende Versorgung der einzelnen Organe und Stoffwechselprozesse mit diesen beiden wichtigen Fettsäuren garantiert. **Heute haben wir einen relativen Omega-3-Mangel,** das heißt, wir essen zu wenige Lebensmittel mit einem ausreichenden Gehalt an Omega-3-Fettsäuren oder umgekehrt zu viele Lebensmittel mit einem zu hohen Gehalt an Omega-6-Fettsäuren.

Fettsäuregehalt in Lebensmitteln

Öl	% ω 3	% ω 6	% ω 9
Leinöl	**55**	13	17
Hanföl	**23**	49	12
Walnussöl	13	**57**	16
Weizenkeimöl	9	**55**	15
Sonnenblumenöl	0,5	**60**	22
Maiskeimöl	0,5	**60**	25
Kürbiskernöl	0,5	**51**	23
Olivenöl	0,5	10	**71**

Aus der Tabelle ist der Gehalt an Omega-3- und Omega-6-Fettsäuren in diversen Lebensmitteln, vor allen Ölen, ersichtlich. Rasch erkennt man, dass Leinöl und Hanföl, die in der heutigen Ernährung selten vorkommen, die höchsten Konzentrationen dieser Omega-3-Fettsäuren aufweisen. Vielmehr essen wir Sonnenblumen- oder Maiskeimöl, welche kaum Omega-3-, aber viele Omega-6-Fettsäuren enthalten. Auch das so hochgelobte Olivenöl kann hier nicht aushelfen; es enthält ebenfalls kaum Omega-3-Fettsäuren. In Regionen, wo viel omega-3-haltiger Meeresfisch gegessen wird, ist die Bedarfsdeckung zwar noch besser, aber bei weitem nicht ausreichend. All diese Umstände führen dazu, dass wir heute ein Verhältnis Omega-6- zu Omega-3-Fettsäuren von ca. 15–25 : 1 haben – mit deutlichen Auswirkungen auf unsere Gesundheit bzw. der Tendenz, dass bestimmte Zivilisationskrankheiten begünstigt werden.

Wir können heute die Menge der Omega-3-Fettsäuren im Blut messen. Zur Ermittlung wird der sogenannte **Omega-3-Index** berechnet. Dies ist der Gehalt an Omega-3-Fetten in Relation zur Gesamtmenge an Fettsäuren im Blut. Der Omega-3-Index sollte 6 bis 8 % betragen. Ein niedriger Omega-3-Index geht zum Beispiel mit einem erhöhten Risiko einher, früher an Demenzformen wie Alzheimer zu erkranken. Auch bei Kindern zeigt sich ein niedriger Omega-3-Index mit verzögerter oder gar eingeschränkter Gehirnentwicklung und -leistung einhergehend. Ebenso gehören Hyperaktivität, Lern- und Konzentrationsstörungen, Aufmerksamkeitsdefizite sowie eine beeinträchtigte Feinmotorik zum Bild eines relativen Omega-3-Mangels im Kindesalter.

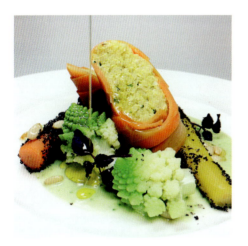
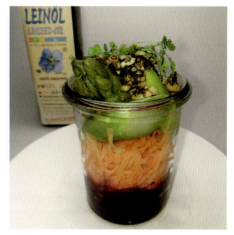

Entzündung

Darüber hinaus haben wir bei einem relativen Mangel an Omega-3-Fettsäuren ein erhöhtes Risiko für entzündliche Erkrankungen. Dies deshalb, weil die Omega-3-Fettsäuren die „Bremse" der Entzündung sind. Festzuhalten ist aber auch, dass eine Entzündung eine wichtige Funktion unseres Organismus darstellt, um unsere Integrität zu bewahren. Eine Entzündung ist Teil unseres Immunsystems zur Abwehr von beispielsweise Bakterien, aber auch notwendig, um Heilungsprozesse nach einer Verletzung zu ermöglichen. Jeder von uns hat also diese positiven Fähigkeiten. Wenn es jedoch in einer Art überschießender Reaktion zu einer chronischen Entzündung kommt, dann gilt es auch auf natürliche Art mittels Fettsäuren gegenzusteuern.

Entzündungsstoffwechsel: Entzündung und Fettsäuren

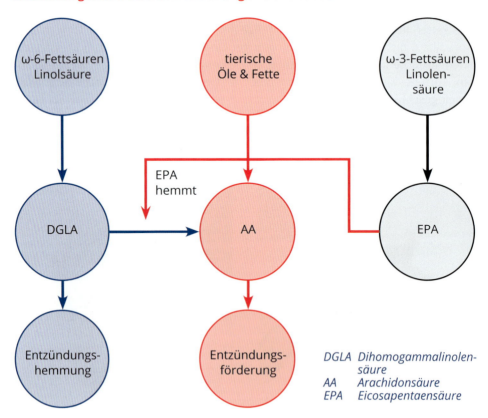

Wie in der Abbildung ersichtlich, bilden die Omega-6- und Omega-3-Fettsäuren die Grundlage für die Regulation der Entzündung. Daher ist ein ausgeglichenes Verhältnis der beiden, idealerweise also 4 : 1, äußerst wichtig. Dies gewährleistet, dass durch genügend Omega-3-Fettsäuren wie Eicosapentaensäure (EPA) eine Hemmung von Entzündungen erfolgen kann. Gleichzeitig ist es wichtig, in der Ernährung Lebensmittel mit einem hohen Gehalt an Arachidonsäure zu vermeiden.

Arachidonsäure in mg pro 100 g Lebensmittel*:

Lebensmittel	mg
Aal	550–650
Schwein	– 650
Hühnerei	375
Lachs	300
Thunfisch	280
Krustentiere	– 190
Rind	– 140
Pferd	135
Lamm	80
Hering	55
Forelle	50
Kalb	– 35
Wild	0
Getreide	0
Gemüse	0
Milchprodukte	0

* © Souci/Fachmann/Kraut

Die **Ernährungsempfehlung bei chronisch entzündlichen Erkrankungen** lautet daher folgendermaßen:

> **wenig Omega-6-Fettsäuren** (=> Sonnenblumenöl, Maiskeimöl, Kürbiskernöl reduzieren)
> **wenig arachidonsäurehaltige Lebensmittel** (=> Produkte vom Schwein meiden)
> **viele Omega-3-Fette** (=> vor allem Leinöl, Hanföl, Meeresfisch zuführen)

Zu den chronisch entzündlichen Erkrankungen zählen wir rheumatische Erkrankungen, Fibromyalgie, Arteriosklerose, entzündliche Darmerkrankungen wie Gastritis, Enteritis und Colitis, entzündliche Gelenkserkrankungen wie Arthritis, aber auch die Arthrose und chronische Zahnfleischentzündungen. All diese Krankheiten lassen sich durch die oben genannten Maßnahmen günstig beeinflussen.

Eine besondere Situation finden wir bei der **Neurodermitis:** Hier liegt bei zumindest der Hälfte der Patienten eine Enzymschwäche in der Umsetzung der Fettsäuren vor. Auch dadurch kann eine chronische Entzündung – in diesem Fall der Haut – entstehen. Manche Forscher meinen überhaupt, dass wir generell eine **Enzymschwäche im Fettsäurestoffwechsel** haben und daher anstelle von Leinöl fetthaltige Meeresfische zu uns nehmen sollten, weil diese mehr der langkettigen Omega-3-Fettsäuren wie Eicosapentaensäure (EPA) und Docosahexaensäure (DHA) enthalten. Diese müssten wir aus dem Leinöl erst selbst bilden, was aufgrund der Enzymschwäche nur mangelhaft erfolgen kann. Unsere eigenen Messungen und Erfahrungen sprechen jedoch dafür, dass Enzymschwächen nicht so weit verbreitet sind wie angenommen (siehe Studienhinweis im Literaturverzeichnis). Auch spricht die Tatsache dagegen, dass in Binnenländern chronisch-entzündliche Erkrankungen nicht häufiger auftreten als bei in Meeresregionen lebenden Personen mit einem höheren Fischkonsum.

Wichtig ist in jedem Fall die Abklärung der individuellen Stoffwechselsituation bei chronisch-entzündlichen Erkrankungen, was heute durch eine einfache Blutuntersuchung mit Fokus auf die einzelnen Fettsäuren problemlos möglich ist.

Cholesterin

In den letzten Jahr(zehnten) wurde viel über die Gefährlichkeit von Cholesterin in Bezug auf Arteriosklerose und Herz-Kreislauf-Erkrankungen berichtet. Dies hat dazu geführt, dass heute in allen Vorsorgeprogrammen der Cholesterinwert im Blut bestimmt wird und – sofern dieser erhöht ist – ein rascher und direkter Griff zu cholesterinsenkenden Medikamenten erfolgt. Man sollte dabei nicht vergessen, dass der Verkauf dieser Medikamente der Pharmaindustrie enorme Gewinne gebracht hat. Nicht zuletzt deshalb sei hier die Frage gestattet, ob dieser mittlerweile leichtfertige Umgang mit cholesterinsenkenden Medikamenten gerechtfertigt ist.

Cholesterin ist ein besonderes Fett mit mannigfachen Aufgaben im Körper. Es stabilisiert nicht nur die Membranen, sondern ist auch Ausgangssubstanz für die Produktion von Vitamin D, dem „Sonnenvitamin", und – was besonders wichtig erscheint – verschiedenen Hormonen.

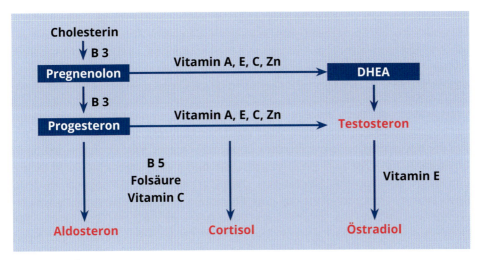

Hormonsynthese

Wie aus der Abbildung ersichtlich, ist Cholesterin die Ausgangssubstanz für die Produktion von Cortisol, eines unserer Stresshormone, aber auch unserer Sexualhormone Progesteron, Testosteron und Östradiol, dem „wichtigsten" Östrogen. Darüber hinaus entsteht aus Cholesterin auch Aldosteron, das wichtige Aufgaben in der Regulation von Mineralstoffen hat – allen voran Kalium und Natrium, aber auch Calcium und Magnesium.

Bedenkt man all diese wichtigen Funktionen von Cholesterin, wird rasch klar, dass der Organismus ein vitales Interesse hat, ausreichend Cholesterin zur Verfügung zu haben. Dies drückt sich auch darin aus, dass das Cholesterinangebot im Körper immer relativ konstant gehalten wird. Wird weniger Cholesterin über die Lebensmittel zugeführt, steigt die Eigenproduktion; essen wir mehr Cholesterin, sinkt sie wieder ab. Dies ist auch logisch, bedenkt man, dass durch Cholesterin wesentliche Hormone, vor allem unser Stresshormon Cortisol, gebildet werden: In Stress-Situationen – und davon haben wir genug in unserem modernen Leben – wird mehr Cholesterin benötigt, daher auch der Cholesterinspiegel im Körper hoch gehalten.

Erhöhte Cholesterinwerte sind also in erster Linie ein Zeichen von übermäßiger Belastung = Stress – und nicht Hinweis auf einen Bedarf/Mangel an cholesterinsenkenden Mitteln.

Hinzu kommt noch, dass für die Produktion der einzelnen Hormone auch Vitamine, Mineralstoffe und Spurenelemente benötigt werden (siehe Abbildung „Hormonsynthese"). Sind diese nicht in ausreichendem Maß vorhanden, so können selbst bei erhöhten Cholesterinwerten Hormone nicht ausreichend und situationsgerecht produziert werden. All dies lässt sich aber nicht durch Cholesterinsenker beeinflussen.

Unbestritten ist, dass einzelne Verbindungen von Cholesterin ein Risiko im Herz-Kreislauf-System darstellen. Aber auch hier ist Stress der entscheidende Faktor, der aus dem guten ein schlechtes Cholesterin macht. Wir unterscheiden beim Cholesterin zunächst zwei Untergruppen, die durch eine unterschiedliche Dichte und damit Funktion des Cholesterins charakterisiert sind: das sogenannte **HDL** (High Density Lipoprotein) als das gute Cholesterin und das **LDL** (Low Density Lipoprotein), welches das gefährlichere Cholesterin darstellt. Als Eselsbrücke zur Unterscheidung zwischen „gutem" und „bösem" Cholesterin kann man sich beim „HDL" beispielsweise „Hab dich lieb" merken. „LDL" hingegen kann auch mit „Lauf, du Lümmel" interpretiert werden, was gleichzeitig ein wichtiger therapeutischer Hinweis ist. Beide, HDL und LDL, sollen in einem gesunden Verhältnis von ca. 1 : 3 zueinander liegen.

Darüber hinaus kennen wir mehrere Untergruppen des LDL-Cholesterins, wieder mit unterschiedlichem Risiko. Ein erhöhtes Risiko für Arteriosklerose und Herz-Kreislauf-Erkrankungen tritt aber erst auf, wenn das LDL-Cholesterin-Molekül aufgrund von Stress oxidiert ist, d. h., radikalisch und „aggressiv" geworden ist. In Anbetracht dieses Wissens sollten wir heute nur sehr zögerlich zu cholesterinsenkenden Medikamenten greifen. Zuerst sollten ein Stressmanagement sowie eine genaue biochemische Untersuchung der einzelnen Risikofaktoren des Cholesterins erfolgen (HDL, LDL, oxidiertes LDL, LDL-Subklassen, Freie Radikale), bevor im Einzelfall zum Medikament geraten wird. Denn all diese Medikamente bergen auch das Potential für zahlreiche Nebenwirkungen. Darüber hinaus reduzieren sie die körpereigene Produktion von Vitamin D und Coenzym Q10.

> Eine einfache **Alternative in der Therapie** sind hier wieder die **Omega-3-Fette.** Ihr regelmäßiger Genuss im Rahmen der Ernährung verbessert die HDL-LDL-Relation und reduziert auch den durch Stresseinfluss veränderten Anteil des LDL-Cholesterins. Darüber hinaus sind **Antioxidantien** ebenfalls hilfreich, oxidiertes LDL zu reduzieren.

Herstellung von Fetten und Ölen

Bereits bei der Herstellung, aber auch später bei der Zubereitung von Fetten und Ölen ist darauf zu achten, dass die wertvollen Inhaltsstoffe (ungesättigte Fettsäuren) in Menge und Qualität möglichst erhalten bleiben.

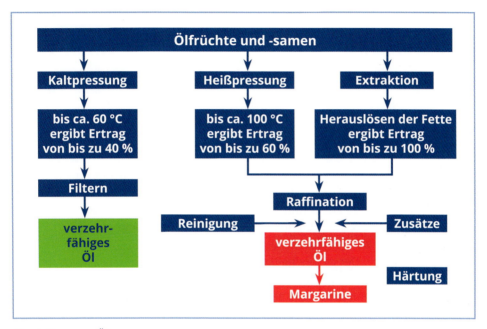

Herstellung von Ölen

Wie in der Abbildung dargestellt, gibt es grundsätzlich zwei Wege in der Produktion von Ölen. Bei kalt gepressten Pflanzenölen wird der Samen bzw. die Ölfrucht (Olive) nur gereinigt, ohne zusätzliche Anwendung von Temperatur gepresst und schließlich das gewonnene Öl gefiltert. (Die in der Grafik angegebene Temperatur von „bis ca. 60 °C" entsteht bei Kaltpressungen lediglich durch den Pressvorgang selbst.)

Um auf eine besonders sorgsame und schonende Vorgehensweise hinzuweisen, hat sich als zusätzliches Kriterium der Ausdruck „natives Pflanzenöl" eingebürgert. Dabei wird auch beim Pressvorgang selbst darauf geachtet, dass keine Temperaturen über 35 °C auftreten und biologische Ausgangsstoffe verwendet werden. **Somit ist ein natives Öl das hochwertigste kalt gepresste Pflanzenöl.**

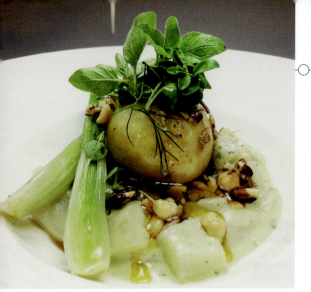
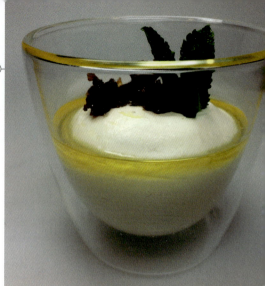

Dem gegenüber steht die industrielle Herstellung von Ölen und Fetten. Hierbei werden durch Erhitzen und chemische Verfahren der **Raffination** möglichst alle Fette aus dem Pressgut gelöst. Die so erhaltenen Öle werden nun wieder gereinigt und mit Aromen und Farbstoffen versetzt, sodass sie auch den Erwartungen der Konsumenten entsprechen. Die Raffination ist zwar mehr Aufwand, der Ertrag ist jedoch gegenüber kalt gepresstem Öl wesentlicher größer und somit auch der Preis wesentlich geringer. Der gesundheitliche Nutzen ist jedoch ebenfalls wesentlich geringer als jener von kalt gepressten Pflanzenölen, weil industriell hergestellte Öle kaum noch wichtige ungesättigte, essentielle Fettsäuren enthalten.

Butter versus Margarine

Die Butter hat ein ähnliches Schicksal erlitten wie das Cholesterin. Butter wurde durch die Cholesterin-Lobby verteufelt, als gesundheitsgefährdend dargestellt und sollte durch Margarine ersetzt werden. Aber stimmt das so?

Um Margarine herzustellen, muss das flüssige Öl gehärtet werden. Dieser chemische Prozess bedeutet wieder einen Verlust der wertvollen ungesättigten Fettsäuren. Am Ende ist Margarine noch ein „Kriegsrelikt", da in Kriegszeiten die Notwendigkeit bestand, Fett als Energieträger gefahrlos an die Front zu bekommen. Bei unserem Lebensstil heute ist die Herstellung von Margarine aber absolut nicht notwendig.

Butter hingegen ist das Fett der Milch und wir wissen auch, dass Milch als erstes Lebensmittel, das wir zu uns nehmen, den höchsten Anteil an langkettigen ungesättigten Fettsäuren hat. Diese Milchfette sind gerade am Anfang unseres Lebens für die Entwicklung des Gehirns sowie des Immunsystems notwendig. Alle diese wichtigen Fette sind also auch in der Butter sowie im Schlagobers in konzentrierter Form enthalten. Ernährungsmäßig ist deshalb Butter wesentlich günstiger als Margarine und es gilt der Merksatz: „Lassen Sie sich nicht die Butter vom Brot oder das Gelbe vom Ei nehmen." **Butter kann durch nichts ersetzt werden.**

Umgang mit Ölen und Fetten in der Küche

Auch bei der Zubereitung der Speisen ist auf einen sorgsamen Umgang mit den wertvollen Ölen und Fetten zu achten. Über allem steht der Leitsatz: **„Licht, Luft und Wärme zerstören die kalt gepressten Pflanzenöle."** Achten Sie deshalb bereits beim Einkauf darauf, die Öle in dunklen Flaschen, also lichtgeschützt verpackt, einzukaufen. Erstklassiges Olivenöl ist oft in mit Alufolie umwickelten Flaschen oder auch in Aludosen abgefüllt. Ein hochwertiges Öl ist niemals in einer durchsichtigen Flasche erhältlich.

Bewahren Sie die Öle immer kühl und gut verschlossen auf. Selbst wenn Olivenöl einmal im Kühlschrank fest wird, verliert es nicht an Wert. Kaufen Sie kleine Flaschen entsprechend Ihres persönlichen Bedarfs, damit Sie immer frisches Öl zur Verfügung haben. Achten Sie auch auf das Ablaufdatum oder – noch besser – auf einen eventuellen Vermerk des Herstellers auf dem Etikett, der das Datum des Pressens des Öles angibt. Dann wissen Sie immer, wie frisch Ihr Öl tatsächlich ist. Die Öle sind, einmal angebraucht, zum alsbaldigen Verzehr bestimmt. Die Haltbarkeit ist, wenn die Flasche einmal geöffnet ist, immer begrenzt. Der Sauerstoff in der Luft führt zur Oxidation, das bedeutet, das Öl wird ranzig und verdirbt. Dann ist es nicht mehr zum Verzehr geeignet. Am schnellsten läuft dieser Vorgang bei Leinöl ab, da es die meisten ungesättigten Fettsäuren enthält, denn gerade diese bestimmen die Haltbarkeit.

Bei der Zubereitung der Speisen ist es zudem besonders **wichtig, jedes Erhitzen von kalt gepressten Ölen zu vermeiden.** Für das (An-)Braten und Grillen gilt dies im besonderen Maße. Für diesen Zweck sollten immer warm gepresste Öle oder solche mit einem hohen Siedepunkt verwendet werden.

Kalt gepresste Öle eignen sich gut für Kaltspeisen, also **Salate und Aufstriche.** Aber auch, wenn die Speisen fertig zubereitet sind, können kalt gepresste Öle – im Nachhinein hinzugefügt – die Speisen verfeinern, ihnen sozusagen eine besondere Geschmacksnote verleihen. Sie werden beispielsweise **bereits angerichteten Suppen** hinzugegeben. Dabei brauchen Sie nicht kleinlich zu sein, im Gegenteil: Seien Sie ruhig großzügig! Auch zum **Frühstück** lassen sich hervorragend Gerichte mit kalt gepressten Ölen zubereiten, zum Beispiel Topfen (Quark) mit Leinöl, Mandelmus und frischem Obst (siehe hierzu auch das Kochbuch „Basisch essen", Brandstätter Verlag).

So wie die mediterrane Küche mit Olivenöl umgeht, so können wir übrigens auch mit allen anderen kalt gepressten Ölen umgehen.

Da ein Erhitzen vermieden werden soll, benötigen wir also **drei verschiedene Öle und Fette in der Küche:**

- Zum einen brauchen wir verschiedene **hochwertige kalt gepresste Pflanzenöle.** Verschiedene deshalb, weil sie den Speisen unterschiedliche Geschmacksrichtungen geben können: **Olivenöl** passt zu Tomaten mit Mozzarella und Basilikum zum Beispiel besser als Leinöl. **Leinöl** dagegen passt hervorragend zu Kartoffelgerichten, und auch das zuvor erwähnte Frühstück mit Topfen, Mandelmus und Obst ist geschmacklich mit Leinöl viel besser.

- Ein weiteres wichtiges Fett ist, wie bereits erwähnt, die **Butter.** Sie enthält hochwertige ungesättigte Fettsäuren, bringt viele gesundheitliche Vorteile und verfügt nebenbei über einen hervorragenden Geschmack. <u>Butter darf aber ebenfalls nicht erhitzt werden.</u> Sie ist als Streichfett auf das Brot sehr gut geeignet oder zerlassen über Gemüse und Nudelgerichten. Auch zu Fisch ist Butter bestens geeignet, um den Geschmack zu verfeinern. Wenn die Butter zu stark erhitzt wird, verbrennt sie und wird braun. Wenn also ein Restaurant ein Gericht mit „brauner Butter" anbietet, dann meiden Sie dies. Gleichzeitig wissen Sie, dass in diesem Restaurant wahrscheinlich wenig Kenntnis über den richtigen Umgang mit Ölen und Fetten besteht. Auch Butterschmalz oder geklärte Butter (Ghee) enthalten durch das Erhitzen kaum mehr ungesättigte Fettsäuren, sind also aus Sicht der Ernährung nur mehr Energieträger.

> ○ Als drittes benötigen wir noch ein **Fett zum Erhitzen.** Hierzu eignen sich **warm gepresste, industriell verarbeitete Öle** oder wieder kurzkettige Fettsäuren, welche auf bis zu 200 °C erhitzt werden können. **Kokos- oder Palmfett** zählen dazu. Zum Erhitzen oder Anbraten brauchen wir nur kleine Mengen dieser Fette, sodass sie ernährungstechnisch nicht ins Gewicht fallen. Und sind die Speisen schließlich fertig angerichtet, können sie mit kalt gepressten Ölen verfeinert werden.

Wie viel Fett benötigen wir?

Als Erwachsener benötigen wir **ca. 70 g Fett pro Tag:** ein Drittel gesättigte, ein Drittel einfach ungesättigte und ein Drittel mehrfach ungesättigte Fettsäuren. Erstere sind ausreichend vorhanden und können von uns selbst im Stoffwechsel hergestellt werden, weshalb deren Zufuhr eher reduziert als gefördert werden muss. Das Drittel einfach ungesättigter Fettsäuren erscheint ebenfalls leicht zu erreichen, bedenkt man, dass der Hauptvertreter das Olivenöl ist. Da es heute immer wieder als gesund propagiert wird, ist dies bereits weitgehend im Bewusstsein der Bevölkerung verankert. Gleichzeitig kann unser Körper auch kleine Mengen dieser Fette selbst herstellen.

Wichtig ist das Drittel mehrfach ungesättigter Fettsäuren, wovon ca. 20 bis 25 g pro Tag notwendig sind. Dies bedeutet: **Pro Tag mindestens zwei Esslöffel eines guten kalt gepressten Öles.** Bedenkt man zudem das erstrebenswerte Verhältnis von Omega-6- zu Omega-3-Fettsäuren – ca. 4 : 1 –, dann ergibt sich daraus vor allem die Notwendigkeit, auf die Zufuhr von Omega-3-Ölen zu achten. Sonnenblumenöl, Maiskeimöl oder Kürbiskernöl sind heute viel häufiger in Verwendung als **Leinöl oder Hanföl.** Daher gilt Letzteren unser Hauptaugenmerk.

Leider zeigen diverse Verzehrstudien ein anderes Bild (Verzehrstudien geben darüber Auskunft, was produziert und verkauft wird – man geht also davon aus, dass der wesentliche Teil dieser Lebensmittel auch verzehrt wird). In Österreich und Deutschland werden einerseits mehr Fette gegessen als empfohlen bzw. notwendig. Zum zweiten werden wesentlich mehr tierische Fette – also im Wesentlichen gesättigte Fettsäuren – als pflanzliche kalt gepresste Öle verzehrt: $^2/_3$ tierische Fette, $^1/_3$ pflanzliche Fette. Dieses Ungleichgewicht gilt es zugunsten unserer Gesundheit umzudrehen.

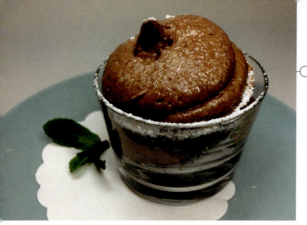
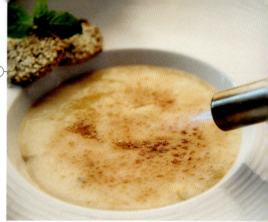

Kohlenhydrate

Kohlenhydrate bzw. Zucker sind der wichtigste Energieträger im Lebensmittel und für den Zellstoffwechsel unentbehrlich.

> Kohlenhydrate kommen in Lebensmitteln als Einfachzucker (= Monosaccharide) in Form von **Glukose** oder **Fruktose,** als Zweifachzucker in Form von **Laktose** sowie als langkettige Verbindungen (Vielfachzucker = Polysaccharide) wie z. B. **Stärke** vor.

Der wichtigste Einfachzucker ist Glukose. Glukose ist der Energieträger im Zellstoffwechsel und wird in der Zelle im sogenannten Citratzyklus zu Wasser und CO_2 umgewandelt. Die dabei frei werdende Energie (ATP) steht in der Folge für alle weiteren Aufgaben der Zelle zur Verfügung (siehe auch Kapitel 2). Kohlenhydrate werden aber auch für viele komplexe Verbindungen, z. B. Aminosäuren (Glycoproteine) oder Fettsäuren, benötigt. Komplexe Zuckerverbindungen sind somit am Aufbau der Struktur des Bindegewebes beteiligt, aber auch wesentlicher Bestandteil von Zellmembranen. Hier werden auch wichtige Immunfunktionen wie beispielsweise jene der Blutgruppen von verschiedenen Zuckerverbindungen ausgeführt.

Die chemische Zusammensetzung der komplexen Kohlenhydrate bestimmt im Wesentlichen deren Stoffwechselverhalten. Vor allem die Verbindungen untereinander beeinflussen die Verdaubarkeit und definieren somit den Unterschied zwischen verwertbaren Kohlenhydraten und Ballaststoffen wie Zellulose oder Pektin (siehe auch S. 79 bzw. S. 101).

Kohlenhydratstoffwechsel und Gewichtsregulation

Komplexe Kohlenhydrate (Stärke) werden durch Enzyme (Amylase) in Monosaccharide (Einfachzucker) gespalten. Die Enzyme befinden sich im Sekret der Mundspeichel- und Bauchspeicheldrüsen, die Aufnahme der Einfachzucker erfolgt rasch und meist problemlos über die Darmschleimhaut. Ausnahmen stellen hier nur die Laktoseintoleranz und die Fruktosemalabsorption dar (siehe auch S. 81 f.).

Führen wir uns Kohlenhydrate zu, so erfolgen die ersten Schritte der Verstoffwechselung bereits im Mund. Durch die Enzyme im Mundspeichel erfolgt die Aufspaltung in Einfachzucker, wodurch die Lebensmittel auch den charakteristisch süßen Geschmack hervorrufen. Die nächsten Verdauungsschritte erfolgen dann durch die Enzyme der Bauchspeicheldrüse, bevor die Einfachzucker – allen voran Glukose – schließlich rasch und vollständig aus dem Darm aufgenommen werden. Nun übernehmen zwei Hormone die Regulation des Blutzuckers im Körper: **Insulin und Glucagon.** Beide werden ebenfalls bedarfsorientiert in der Bauchspeicheldrüse produziert.

Gelangt also Zucker in den Stoffwechsel, so übernimmt als erstes das Hormon Insulin die Regulation. Insulin fördert die Verarbeitung bzw. den Verbrauch von Zucker. So wird dieser in die Zellen aufgenommen, wo er in Energie umgesetzt werden kann. Dies betrifft nahezu alle Organsysteme. Eine Ausnahme hierzu bildet das Gehirn bzw. das gesamte Nervensystem, wo Zucker auch ohne Insulin aufgenommen werden kann. Dies soll sicherstellen, dass unser Gehirn immer ausreichend mit Energie versorgt wird. Vor allem aber ist die Muskulatur sehr sensitiv gegenüber Insulin, welches die Energie für die Muskelarbeit bereitstellt. Hierfür ist allerdings aktive Muskelarbeit erforderlich. – **Bewegung fördert also den Verbrauch von Zucker.**

Doch Insulin gibt dem Körper nicht nur die Information, dass derzeit genügend Zucker zur Energiebereitstellung für alle unterschiedlichen Körperfunktionen vorhanden ist, mehr noch: Der Anteil an Zucker, der im Moment nicht für die Leistung des Organismus benötigt wird, wird gespeichert. Eine evolutionär sinnvolle und effektive Maßnahme, da wir in grauen Urzeiten nicht immer wussten, ob und wie viel Nahrung am nächsten Tag zur Verfügung stehen wird. Es werden also nicht nur Nährstoffe wie Eiweiß und Fett abgespeichert, sondern Insulin fördert auch die Speicherung von Zucker als Fett. Gleichzeitig wird die Mobilisation der Energiereserven aus den Speichern gehemmt – eine sinnvolle Maßnahme, um nicht zugleich Auf- und Abbau von Energie durchzuführen. Diese Tatsache hat Konsequenzen für die Regulation des Körpergewichts.

Gewichtsregulation

Solange wir Zucker zuführen, bleibt das Hormon Insulin der bestimmende Faktor und der Abbau von Fettgewebe wird gehemmt. Will man also eine Gewichtsreduktion erreichen, muss die Aufnahme von Kohlenhydraten deutlich reduziert werden, wodurch auch weniger Insulin produziert wird. Erst mit dem Absinken von Insulin ist es dem Körper möglich, Depotfett zu mobilisieren, um den Energiebedarf zu decken. Dieser Tatsache wird heute mit der Empfehlung einer kohlenhydratarmen Diät zur Gewichtsreduktion Rechnung getragen. Allerdings sollte im Gegenzug nicht mehr Eiweiß gegessen werden, da dieses nicht primär der Energiegewinnung dient. Wesentlich günstiger und gesundheitlich vorteilhafter ist es, den Anteil ungesättigter Fettsäuren in der Ernährung durch kalt gepresste Pflanzenöle zu erhöhen, da diese die notwendige Fettmobilisation zur Gewichtsreduktion unterstützen bzw. erst ermöglichen.

Insulinresistenz und Diabetes mellitus Typ 2

Die Zufuhr von Zucker als Energielieferant erfordert eine ständige, lebenslange Regulation durch Insulin und Glucagon. Dabei sind unsere Ernährungs- und Lebensgewohnheiten eine Herausforderung für die Regulationsfähigkeit unseres Körpers, die durch unseren oft überhöhten Zuckerkonsum in eine Überforderung münden kann. Diese drückt sich dann in einer sogenannten Insulinresistenz aus. Das bedeutet, die produzierte Menge an Insulin reicht nicht mehr aus, um zu einer adäquaten Blutzuckerreaktion zu führen. Das liegt daran, dass über längere Zeiträume zu viel Zucker gegessen wurde und die ständige Belastung der Bauchspeicheldrüse zu einer Überforderung und Erschöpfung derselben geführt hat. Daher kann diese nur mehr geringe Mengen an Insulin produzieren. Diese Stoffwechselsituation lässt sich im sogenannten HOMA-Index messtechnisch erfassen. Die Parameter Insulin und Nüchternblutzucker sind einfach im Blut bestimmbar und können als „Frühwarnsystem" betrachtet werden. Die große Gefahr ist nämlich, dass sich daraus in einem langsam fortschreitenden Prozess ein Diabetes mellitus Typ 2, der sogenannte Alterszucker, entwickelt. Leider tritt dieser „Alterszucker" heutzutage immer früher auf und wir beobachten, dass zahlreiche jüngere Menschen und sogar Jugendliche daran erkrankt sind.

Aus diesem Grund wurden die Lebensmittel in Bezug auf ihre **Wirkung im Zuckerstoffwechsel** nach dem sogenannten glykämischen Index bzw. der glykämischen Last eingeteilt.

Glykämischer Index

Hoher Glyx 71–100	Mittlerer Glyx 55–70	Niedriger Glyx –54
Glukose Bratkartoffeln, Pommes Kartoffelpüree, -chips Weißbrot, Semmeln Cornflakes, Popcorn Salzkartoffeln geschälter Reis Zucker, Sport- & Energydrinks, Limonaden, Cola Datteln, Kürbis Mais, Bier, Teigwaren	Eiscreme Haferflocken Bananen Pumpernickel Vollkornbrot Rote Rüben Rosinen Kiwi, Mango Papaya, Ananas Melonen Fruchtsäfte Fertigmüsli	Äpfel, Marillen Birnen, Kirschen Erdbeeren Orangen, Pflaumen Trauben, Pfirsiche Hülsenfrüchte Milchprodukte Hartweizen Nüsse Gemüse, Salate Bitterschokolade

Der **glykämische Index** (kurz: Glyx-Index) gibt an, wie lange und auf welche Höhe der Blutzucker nach Verzehr eines Lebensmittels ansteigt. Als Referenzwert dient der Verlauf der Blutzuckerreaktion nach der Zufuhr von 50 g Traubenzucker, der als 100 % gewertet wird. Wichtig dabei ist, dass so viel des Lebensmittels verzehrt wird, dass tatsächlich 50 g Zucker aufgenommen werden. Lebensmittel, die einen hohen und/oder lang andauernden Blutzuckeranstieg verursachen, haben somit einen hohen glykämischen Index.

Betrachtet man jedoch die Tabelle, so fällt rasch auf, dass auch manche als gesund geltende Lebensmittel einen hohen glykämischen Index aufweisen, z. B. die Wassermelone. Hirse und Karotten zählen übrigens auch dazu. Dies ist dadurch zu erklären, dass der glykämische Index lediglich Bezug auf die Glukose im Nahrungsmittel nimmt, nicht jedoch auf die tatsächliche Menge eines Lebensmittels, die realistischerweise mit der Mahlzeit verzehrt wird. Um beim Beispiel der Karotte zu bleiben: Man müsste etwa 800 g Karotten essen, um annähernd 50 g Zucker zu sich zu nehmen.

Um diese Mengenverhältnisse zu berücksichtigen, hat man die sogenannte **glykämische Last** definiert. Diese berechnet sich aus dem glykämischen Index und der Menge Zucker pro Portion des gegessenen Lebensmittels (LM):

$$\text{glykämische Last} = \frac{\text{Glyx-Index} \times \text{Gramm Kohlenhydrate pro Portion LM}}{100}$$

Durch diese Berechnung wird die Karotte wieder rehabilitiert, denn sie hat eine glykämische Last von 3. Auch die Praxis bestätigt, dass die Karotte und viele andere Lebensmittel durchaus zu den gesunden, weil den Zuckerstoffwechsel wenig belastenden Lebensmitteln gehört.

Vergleich glykämischer Index (GI) und glykämische Last (GL)

Lebensmittel	GI	GL
Cornflakes	81	21
Rote Rübe	64	5
Haferflocken	55	3
Karotte	47	3
Pellkartoffel	65	10
Wassermelone	75	6
Kiwi	50	5

Die Tabelle zeigt nur beispielhaft die Unterschiede zwischen dem glykämischen Index und der glykämischen Last und erhebt keinen Anspruch auf Vollständigkeit. Insgesamt ist zu bemerken, dass bei aller Wertschätzung gegenüber solchen Bewertungen enorme Unterschiede zwischen den einzelnen Messanordnungen und den lokalen Lebensmitteln sowie bei deren Zubereitung und letztlich der individuellen Verdauungsleistung beim Verzehr der Mahlzeit bestehen. Daher können diese Tabellen immer nur als generelle Empfehlung gewertet werden und müssen individuell angepasst werden. Grundsätzlich erscheint es jedoch sinnvoll, den Kohlenhydrat-Anteil in unserer Ernährung insgesamt zum Wohle der Gesundheit zu reduzieren.

Die **Empfehlung** geht also sowohl bei einer behandlungsbedürftigen Diabetes-Erkrankung als auch mit dem Ziel der Vorsorge in Richtung **Lebensmittel mit nied-**

rigem glykämischen Index bzw. niedriger glykämischer Last. Zahlreiche Diät- und Kochbücher widmen sich diesem Thema ausführlich und in hervorragender Weise (siehe Literaturverzeichnis).

Zucker, Mikronährstoffe und komplexe Kohlenhydrate

Eine Insulinresistenz, erst recht Diabetes, ist immer auch mit einem Defizit verschiedener Mineralstoffe, Spurenelemente und Vitamine, kurz: Mikronährstoffe, verbunden. Dies lenkt unsere Betrachtung auf die Tatsache, dass zur Energiegewinnung aus Kohlenhydraten und Sauerstoff eine Reihe dieser **Mikronährstoffe als Cofaktoren** benötigt werden. In naturbelassenen Lebensmitteln mit komplexen Kohlenhydraten sind diese gemeinsam mit den Kohlenhydraten enthalten; nicht jedoch in raffinierten, d. h. industriell aufbereiteten bzw. gereinigten Lebensmitteln. Weißer Zucker, Auszugsmehle und alle daraus hergestellten Speisen wirken im Stoffwechsel als sogenannte „Mineralstoffräuber". Das bedeutet, dass sie, anstelle den Körper mit Mikronährstoffen zu versorgen, ihm diese durch ihre Umwandlung in Energie entziehen. Somit führen industriell veränderte Kohlenhydrate also nicht nur zu einer schlechteren Energieversorgung, sondern langfristig über den Mineralstoffmangel auch zu chronischer Übersäuerung (zu Säure-Basen-Haushalt siehe auch Kapitel 5) – ein weiterer Grund, warum Lebensmittel mit komplexen Kohlenhydraten bevorzugt verzehrt werden sollten.

Darüber hinaus enthalten komplexe Kohlenhydrate auch **Ballaststoffe.** Das sind Kohlenhydrate, die durch die Enzyme unseres Verdauungsapparates nicht abgebaut werden können, sowie Lignin. Es gibt viele Hinweise, dass der geringe Gehalt an Ballaststoffen in unserer heutigen Ernährung (Mit-)Ursache vieler Zivilisationskrankheiten sein kann. Zu den Ballaststoffen zählen resistente Stärken und Beta-Glucane wie die Zellulose, weiters Pektin, Pflanzengummi und -gel sowie Schleimstoffe. Ihre Wirkung ist vor allem in der Wasserbindung, Beeinflussung der Stuhlviskosität, Bildung von Gallensäuren sowie im Ionenaustausch zu sehen. Damit unterstützen sie die Ausscheidung sowohl von Giftstoffen als auch von übermäßig zugeführten Lebensmittelbestandteilen (z. B. Cholesterin). Ballaststoffe werden nach dem Passieren des Dünndarms von den anaeroben Dickdarmbakterien abgebaut. Deren Stoffwechselprodukte wie z. B. Butyrat sind Nährstoffe für die Darmzellen, stabilisieren das Milieu und stellen einen gewissen Schutz vor Dickdarmkrebs dar.

Gärungsprozesse als Problem beim Zuckerstoffwechsel

Kohlenhydrate sind nicht nur Energieträger für den menschlichen Organismus, sondern auch wesentlicher Nährstoff für unsere Bakterienflora. Daher werden jene Kohlenhydrate, die durch unsere Verdauungsenzyme nicht umgesetzt werden und also im Darm verbleiben, durch die Bakterien vergoren. Dazu kommt es, wenn die situationsbezogene Verdauungsleistung nicht ausreicht, die aufgenommene Menge an Kohlenhydraten vollständig abzubauen. Der Gärungsprozess, der durchgehend von Mundhöhle bis Dickdarm stattfinden kann, führt zur Bildung von Alkohol, Säure und Gas sowie kurzkettigen Fettsäuren. Klinisch zeigt sich dies im Bild einer **Entzündung**, welche im Verlauf des gesamten Verdauungsapparates auftreten kann (siehe auch S. 42 f.). Gleichzeitig ermöglichen hohe Kohlenhydrat-Konzentrationen ein Wachstum der Bakterien und eine Verschiebung zu pathogenen Keimen hin. Dies begünstigt das Wachstum von Candida, einem Hefepilz, und anderen pathogenen Keimen bis hin zur Parasitose.

Die Betroffenen berichten über **Blähungen** (z. T. abhängig vom Essen, vor allem anfänglich), **Stuhlunregelmäßigkeiten** (z. B. explosionsartige Entleerungen), **Völlegefühl, Atemnot und Herzbeschwerden** aufgrund von Zwerchfellhochstand. Weiters entwickeln sich **Müdigkeit, Mattigkeit und Abgeschlagenheit** als wichtigste Allgemeinsymptome. Auffallend oft kommt es durch die toxischen Alkohole auch zu einer Störung der Hautdurchblutung mit Teleangiektasien, also erweiterten Hautgefäßen (Couperose).

Sind Gärungsprozesse anfänglich „nur" Folge einer mangelnden Esskultur, so entwickelt sich im Laufe der Zeit oft eine Dysbiose, also ein gestörtes Gleichgewicht der Darmflora, bzw. eine Hefepilzerkrankung – die **Candidose**. Gerade Letztere ist häufig im gesamten Verdauungsapparat, so auch in der Mundhöhle, anzutreffen. Nur in Ausnahmefällen zeigt sich bei Betroffenen das Bild mit dem typisch weißlichen Belag. Viel häufiger kommt es zu einer unspezifischen Entzündung der Mundschleimhaut, oft findet sich eine Candida-Infektion als „Taschenkeim" (Besiedelung der Zahntaschen), der wiederum im Verlauf des gesamten Verdauungsapparates eine Candidose verursachen kann.

Bei der Therapie ist darauf zu achten, dass die antimykotische Wirkung durch geeignete Arzneien auch im Mundbereich erzielt wird. Die Candidatherapie darf nicht länger als 4 bis 6 Wochen dauern und ist eine Kombination aus einer kohlenhydratrestriktiven Diät und idealerweise mittels Funktioneller Myodiagnostik getesteten

Arzneimitteln. Es ist empfehlenswert, eine Candidose bei allen Entzündungen des Darms in die Überlegungen miteinzubeziehen. Candida setzt auch Histamin frei und gilt als Wegbereiter für Lebensmittelunverträglichkeiten, wodurch enge Beziehungen zu Fäulnisprozessen bestehen (siehe hierzu auch das Buch „Die Candida-Diät", TRIAS Verlag).

Unverträglichkeiten gegenüber Kohlenhydraten

Einfachzucker werden in der Regel problemlos und vollständig aus dem Darm aufgenommen. Komplexere Kohlenhydrate werden durch Enzyme in Einfachzucker zerlegt, um dann aufgenommen werden zu können. Dieser Prozess kann durch eine mangelnde Aktivität der Enzyme gestört sein, sodass es sich bei Unverträglichkeit gegenüber Kohlenhydraten im Wesentlichen um einzelne Enzymdefizite handelt. Allen gemeinsam ist, dass das Kohlenhydrat – nachdem es nicht resorbiert wurde – von der Bakterienflora des Darms verstoffwechselt wird. Die daraus resultierende Gärungsdyspepsie führt zur weiteren Störung des Verdauungsprozesses mit der Bildung von Kohlendioxid, Wasserstoff, kurzkettigen Fettsäuren und nicht zu unterschätzenden Mengen von Alkohol. Unverträglichkeiten gegenüber Kohlenhydraten finden sich vor allem im Hinblick auf Milchzucker (Laktose) und Fruchtzucker (Fruktose). Für beide sind entsprechende Enzyme für die Verstoffwechselung bzw. Resorption notwendig.

Laktoseintoleranz

Milchzucker besteht aus zwei Zuckermolekülen (Glukose und Galaktose), welche durch das Enzym Laktase gespalten werden, um resorbiert werden zu können. Eine Enzymschwäche kann in verschiedenen Formen auftreten. Zum einen ist es völlig normal, dass die Aktivität des Enzyms mit zunehmendem Alter abnimmt. Nachdem uns das alle gleichermaßen betrifft, sollten wir mit zunehmendem Alter also weniger Milch trinken und weniger Joghurt essen. Zusätzlich kann eine – regional unterschiedlich ausgeprägte – genetisch bedingte Schwäche des Enzyms Laktase vorliegen. Eine Mangelsituation finden wir häufiger im Osten und Süden unserer Erde (wie Asien und Afrika), was sich die Forscher mit den unterschiedlichen Ernährungsgewohnheiten unserer Vorfahren und damit einhergehenden Genveränderungen erklären. Statistisch gesehen sind 30 bis 40 % der erwachsenen Mitteleuropäer von einer Milchzuckerunverträglichkeit betroffen.

Laktosetest

Die klassische Diagnostik einer Kohlenhydrat-Unverträglichkeit erfolgt mittels eines Atemtests nach Provokation durch das fraglich unverträgliche Kohlenhydrat.

Bei einer Unverträglichkeit steigt die Konzentration von Wasserstoff in der Atemluft, welche gemessen wird. Als Grenze gilt der Wert von 20 ppm.

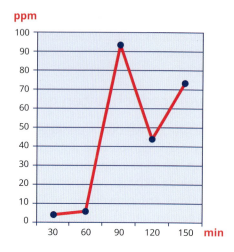

Bei der Laktoseintoleranz ist weiters zu beachten, dass die Laktose beim Herstellungsprozess von Käse je nach Käsesorte vollständig verstoffwechselt wird. Der laktoseintolerante Patient kann daher Käse gut vertragen. In sämtlicher tierischer Milch hingegen – also Kuhmilch, Schafmilch, Ziegenmilch, Büffelmilch, Stutenmilch etc. – kommen nahezu gleich hohe Mengen an Laktose vor, weshalb alle tierischen Milchsorten für die Betroffenen gleichermaßen unverträglich sind. Der Konsum von Soja-, Reis-, Mandel-, Hafermilch und anderen pflanzlichen Milchersatzprodukten ist für diese Personen günstiger.

Laktosegehalt ausgewählter Lebensmittel

Molkepulver	70,0 %
Kuhmilchpulver	50,0 %
Kuhmilch	4,8 %
Schafmilch	4,7 %
Joghurt (Kuh, Schaf, Ziege)	4,0 %
Topfen/Quark	3,0 %
Schlagobers/Sahne	0,6 %
Käse	0,0 %

Fruktosemalabsorption

Fruchtzucker ist zwar ein Einfachzucker, benötigt aber ein Enzymsystem für dessen Resorption. Dieses Transportenzym kann durch verschiedene Einflüsse beeinträchtigt werden. Selten liegt eine genetische Schwäche vor, viel häufiger ist eine Überforderung des Verdauungssystems (durch zu viel Obst in der Ernährung) oder eine Darmentzündung die Ursache. Letztere findet sich sehr häufig in Form einer Parasitenbelastung. Eine entsprechende Behandlung dieser Parasitose führt zu einer deutlichen Reduzierung der Beschwerden und hilft, die Fruktosemalabsorption innerhalb von wenigen Monaten zum Abklingen zu bringen.

Zusätzlich kann bei der Fruktosemalabsorption eine Mangelsituation von Tryptophan auftreten. Diese essentielle Aminosäure bildet die Vorstufe von Serotonin und Melatonin; ein Mangel kann sich klinisch in Schlafstörungen und Stimmungsschwankungen bis hin zu depressiven Zustandsbildern äußern. Daher sollten Personen mit den genannten Beschwerden auch auf diese Fruchtzuckermalabsorption untersucht werden.

Ein weiteres wichtiges Detail: Bei Fruktosemalabsorption kann auch eine Reaktion gegenüber Sorbit bestehen. Dieser Austauschzucker findet sich oft in „zuckerfreien" Kaugummis, weshalb diese vermieden werden sollten. Darüber hinaus ist der Verzicht auf Obst in nahezu jeder Form notwendig; auch der Konsum von Bier ist wegen des Sorbitgehalts zu vermeiden. Mit der Behandlung der zugrunde liegenden Störung klingen die durch die Fruktosemalabsorption verursachten Beschwerden aber meist rasch ab.

Für beide Kohlenhydrat-Resorptionsstörungen – sowohl die Laktoseintoleranz als auch die Fruktosemalabsorption – stehen heute entsprechende Enzympräparate in der Therapie zur Verfügung.

Relation von Kohlenhydraten, Eiweiß und Fetten

Von den deutschen, österreichischen und schweizerischen Ernährungsgesellschaften (D-A-CH) wird immer wieder ein „optimales" Mengenverhältnis der zugeführten Lebensmittel bzw. deren Inhaltsstoffe angegeben. Die Zahlen werden zwar laufend adaptiert, bleiben jedoch in den wesentlichen Betrachtungen seit langem gleich (falsch) und berücksichtigen nur marginal unsere veränderte Lebenssituation.

Als Basis werden nach wie vor kohlenhydrathaltige Lebensmittel in einer Menge von 50 bis 55 % der Gesamtkalorienzufuhr proklamiert, gefolgt von ca. 20 bis 25 % Eiweiß und dementsprechend 20 bis 30 % Fett, bei insgesamt ca. 2.500 Kilokalorien pro Tag.

Kohlenhydrate	50–55 %
Eiweiß	20–25 %
Fette	20–30 %
Gesamtkalorien	2.500 kcal

Selbst bei optimalen Voraussetzungen erscheint der Anteil der Kohlenhydrate relativ hoch und entspricht nicht dem veränderten körperlichen Aktivitätslevel der meisten heute lebenden Menschen. Wie bereits erwähnt führt ein zu hoher Kohlenhydratanteil in der Zusammenstellung der Lebensmittel bei gleichzeitiger mangelnder Bewegung zu einem Gewichtsanstieg durch Fetteinlagerung.

Gleichzeitig wird ein Eiweißanteil von ca. 20 % der Gesamtkalorienzufuhr empfohlen. Dies birgt einen grundsätzlichen Irrtum in sich, der somit auch die meisten weiteren Empfehlungen ad absurdum führt. Eiweiß wird nämlich nicht – wie auf den Seiten 51 ff. ausführlich dargestellt – primär zur Energiegewinnung herangezogen, sondern dient in erster Linie der ständigen Versorgung des Körpers mit Aminosäuren zum Aufbau der Körperstruktur (z. B. Muskulatur) sowie als Funktionseiweiß in Form von Enzymen oder Hormonen. Nur in Notsituationen wird Eiweiß zur Energiegewinnung herangezogen. Warum also eine Notsituation zur Norm erklären und sich bei allgemeinen Empfehlungen darauf berufen?

Viel wichtiger erscheint es, den Eiweißbedarf in Relation zum Körpergewicht zu betrachten (0,8 g pro kg Körpergewicht) und so seinen individuellen Bedarf zu ermitteln.

Außerdem gelingt es nicht, diese beiden Empfehlungen, die ja beide von denselben D-A-CH-Ernährungsgesellschaften stammen, in Übereinstimmung zu bringen. Offensichtlich hat noch kein „Ernährungswissenschaftler" nachgerechnet, was in diversen Lehrbüchern (ab)geschrieben wurde.

Letztlich wird auch beim Fett nicht unterschieden, ob es sich um die wichtigen essentiellen Fettsäuren handelt oder ob einfach nur kalorische Fette gemeint sind. Auch hier muss noch spezifiziert werden, daher benötigen wir die bereits erklärte Drittel-Regel: ein Drittel gesättigte Fette, ein Drittel einfach ungesättigte Fette und ein Drittel mehrfach ungesättigte Fette (siehe auch S. 73). Dabei sind die zwei Drittel der ungesättigten Fette die wesentlich wichtigeren, da wir sie nicht selbst herstellen können und auf deren Aufnahme durch unsere Lebensmittel wir angewiesen sind.

Alles in allem ist nicht das Kalorienrechnen und -zählen wichtig, sondern eine individuelle Vorgangsweise, angepasst an persönliche Vorlieben, die aktuelle Leistungsfähigkeit des Verdauungsapparates sowie an natürliche Rhythmen. Auch die sogenannte **Ernährungspyramide** hat sich in den letzten Jahren deutlich verändert.

Änderungen in der Lebensmittelpyramide

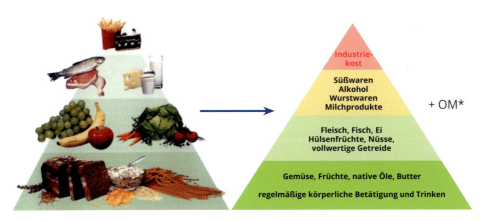

bisherige Lebensmittelpyramide   aktualisierte Pyramide der Gesundheit

* Orthomolekulare Medizin = Ergänzung von Mineralstoffen, Spurenelementen und Vitaminen

Wurden früher noch die – zwar komplexen, aber dennoch – Kohlenhydrate als Basis gesehen, so werden heute im Sinne eines gesunden Lebensstils Trinken (Wasser, zwischen den Mahlzeiten) und Bewegung als Grundlage einer gesunden Ernährung betrachtet. Aufbauend auf dieser Basis folgen Gemüse, Obst sowie die wichtigen kalt gepressten Pflanzenöle und erst auf der dritten Ebene die komplexen Kohlenhydrate. Industriekost erscheint zu Recht an der Spitze der Pyramide und sollte nur selten gegessen werden. Betrachtet man jedoch die Realität, erkennt man, dass diese eine andere Sprache spricht. Es bleibt uns also noch viel Aufklärung zu leisten, vor allem auch bei unseren Kindern und Jugendlichen, um diesen eine gesunde Zukunft zu ermöglichen.

DIE BEDEUTUNG DES SÄURE-BASEN-HAUSHALTES FÜR GESUNDHEIT UND KRANKHEIT

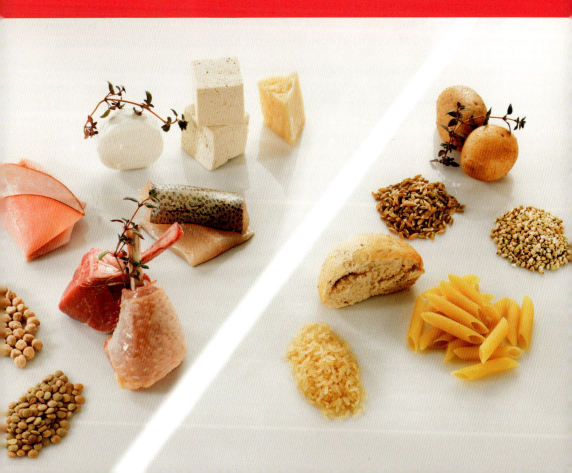

5

Die Bedeutung des Säure-Basen-Haushaltes für Gesundheit und Krankheit

Der Säure-Basen-Haushalt ist ein grundlegendes Regulativ des gesamten Stoffwechsels. Seine vitale Bedeutung erkennen wir in der Notfallmedizin, wo bereits relativ geringe Abweichungen von einem optimalen Blut-pH-Wert als Ausdruck des aktuellen Verhältnisses von Säuren und Basen lebensbedrohlich werden können. Dieses Verhältnis von Säuren zu Basen spielt eine entscheidende Rolle für die Gesundheit des gesamten Organismus, deshalb wird deren Regulation auch peinlich genau überwacht. Wenn auch in einzelnen Körperkompartimenten – entsprechend den unterschiedlichen Aufgabenstellungen – zum Teil erhebliche Unterschiede bestehen, ist doch eine grundsätzliche Kongruenz wie der berühmte rote Faden feststellbar.

Säuren und Basen als polare Gegenspieler sind Bestandteile der Natur mit entsprechenden Einflüssen. Säuren führen in der Natur zu Schädigungen wie Waldschäden (z. B. saurer Regen) und dergleichen mehr, welche zumindest teilweise von der Natur (solange sie es selbst vermag) durch Mineralstoffmobilisation aus dem Boden oder durch Mineralstoffzufuhr von Menschenhand ausgeglichen werden. Bereits vor Jahren hat ein österreichisches Unternehmen den „Umweltschutzpreis" für die Verringerung von Waldschäden durch Magnesiumbeigabe erhalten. (Heute sind die Produkte zur Verbesserung des Graswuchses in jedem Baumarkt erhältlich.)

Ähnliches gilt auch für den menschlichen Organismus. Ein pH-Wert von 7,35 bis 7,4 bedeutet letztlich Basizität. Geringe Abweichungen davon in Richtung Neutralität werden vom Körper sofort und vehement beantwortet.

Das **Verhältnis Base : Säure von 20 : 1** drückt einen gewissen Schutzmechanismus von Basen gegenüber Säuren aus: Die Aggressivität von Säuren soll also durch einen deutlichen Überhang von Basen jederzeit abgepuffert werden können. Deshalb ist neben dem pH-Wert letztlich die „Pufferkapazität" der entscheidende Faktor. Eine Entgleisung des pH-Werts werden wir erst dann vorfinden, wenn die Pufferkapazität erschöpft ist!

Säuren und Basen kommen in unterschiedlichen Kompartimenten vor und entfalten dort natürlich auch unterschiedliche Wirkungen. Es ist nicht einerlei, ob Säuren intra- oder extrazellulär vorkommen. Gesundheitliche Relevanz hat dies insofern, als sich Säuren innerhalb von Körperzellen weitgehend den körpereigenen Erkennungs- und Eliminationsmechanismen entziehen. Intrazelluläre Säuren werden also weder erkannt noch ausgeschieden. Eine Ausnahme bildet das zwischen den Zellen befindliche lockere Bindegewebe – die Grundsubstanz nach Pischinger. Sie hat eine enorme Säurebindungskapazität und ist der eigentliche Speicherort für Säuren, bevor diese ausgeschieden werden können.

Regulierung des Säure-Basen-Haushaltes

Neben dem Säure-Basen-Verhältnis ist entscheidend, mit welcher Dynamik die Regulierungsmechanismen in der Lage sind, auf Säure-Belastungen zu reagieren. In der Regulation des Säure-Basen-Haushaltes nimmt der Verdauungsapparat eine zentrale Stellung ein. Mit der Nahrungsaufnahme stellen wir sicher, dass es ein ständiges Wechselspiel von Säuren und Basen im Körper gibt. Durch diesen Rhythmus, der im Laufe der Evolution einen „basischen Stoffwechsel" etabliert hat, gewährleisten wir einen gesunden Verdauungsprozess sowie eine ebensolche Ausscheidungs- und Entgiftungsfunktion des Organismus. Um dies auch sicherzustellen, haben wir im Stoffwechsel eine deutlich höhere Konzentration an basischen Valenzen, auch um ein Zuviel an Säuren sofort abpuffern zu können. **Alle Strategien des Körpers zielen letztlich darauf ab, eine „Übersäuerung" zu vermeiden.**

Leider machen wir es unserem Körper nicht immer leicht, uns „basisch" zu halten. Unser moderner Lebensstil (Stress), unsere einseitige Auswahl der Lebensmittel (bevorzugt säurehaltige) mit mangelnder Esskultur (Tendenz zur Fehlverdauung), der Konsum verschiedenster Genussmittel im Übermaß bis hin zum Suchtverhalten, exzessive körperliche Belastung (Leistungssport) und nicht zuletzt die zunehmende Belastung mit Giftstoffen aus der Umwelt führen zu einem stetigen Anstieg von Säuren im Körper. Dieser kann dann nicht mehr adäquat ausgeglichen werden. Und nachdem im Stoffwechsel selbst immer nur Säuren und keine Basen entstehen, wird aus dem Wechselspiel zwischen Säuren und Basen schlussendlich ein konstant saurer Stoffwechsel.

Wir haben heute verschiedene Möglichkeiten, den Säure-Basen-Haushalt genau zu messen. Hierzu stehen Methoden zur Verfügung, die eine Messung sowohl im Blut, im Speichel als auch im Harn erlauben.

Die Wirkung von Säuren im Körper

Säuren beeinflussen alle Elemente lebendiger Strukturen und sind ab einem bestimmten Übermaß nicht mehr mit dem Leben vereinbar. Beschwerden treten je nach Lokalisation und Intensität der Belastung auf. Wir müssen erkennen, dass nahezu alle unsere Zivilisationskrankheiten mit einem Zuviel an Säuren und damit einer chronischen Übersäuerung (Acidose) einhergehen.

Beispiele typischer Krankheitsbilder von Acidosen

Akute Acidosen:
jede Entzündung
Parodontitis
katarrhalische Erkrankungen
Infekte
alle Schmerzsyndrome
Infarkte (Herz, Hirn) als Ausdruck einer latenten Acidose

Latente Acidosen:
Osteoporose
Parodontose
rheumatische Erkrankungen
Zivilisationskrankheiten wie Erkrankungen des Herz-Kreislauf-Systems und Diabetes mellitus
Gelosen
Malignome
„Alterserscheinungen" wie Nachlassen der Konzentration bzw. Leistungsfähigkeit etc.

> **Klinische Zeichen einer Säurebelastung:**
>
> | | |
> |---|---|
> | Zunge: | Säurerisse, Flecken-Landkarte (gleichzeitig auch Leber betroffen), Zahneindrücke |
> | Haut: | Turgorverlust, Sudor, Akne, Tränenstraße |
> | Nägel/Haare: | Wachstumsstörungen, Haarausfall |
> | Schleimhaut: | -itis*, Parodontose, Aphten |
> | Leber: | Schwellung, Kapselschmerz |
> | Dünndarm: | -itis*, Spasmen, Radixödem |
> | Dickdarm: | -itis*, Spasmen, Divertikulitis |
> | Muskel/Sehnen: | Gelosen, Ansatzschmerz, Ablagerungen, Schmerz allgemein |
>
> * Krankheiten mit der Endsilbe „-itis", hervorgerufen durch eine Entzündung

Elimination von Säuren, Bedeutung von Mineralstoffen

Als Gesunde haben wir eine erhebliche Leistungsreserve in der Säureelimination, welche zum Teil über die Lunge (flüchtige Säuren werden als CO_2 ausgeschieden), zum überwiegenden Teil jedoch über die Niere erfolgt. Letztere nützt verschiedene Puffersysteme, um die Säuren auszuscheiden. Ist die Kapazität des Puffers jedoch erschöpft, reagiert der Körper mit einer Phosphatmobilisation aus den Knochen, wo Calciumphosphat der Hauptbestandteil der Knochensubstanz ist. Eine saure Stoffwechsellage bedingt also eine vermehrte Calciumausscheidung aus den Knochen. Die Folgen äußern sich in Langzeiteffekten, deren Entwicklung anfangs unbemerkt und schleichend ihren Lauf nimmt. Eine jahr(zehnt)elange Übersäuerung erhöht das Osteoporose-Risiko; eine Basenzufuhr wirkt dem entgegen.

Einfluss von Lebensmitteln auf den Säure-Basen-Haushalt

Es ist nun leicht verständlich, dass Lebensmittel – sofern sie Säuren oder Basen in den Organismus einbringen – entweder eine Verstärkung der sauren Seite bewirken oder den Körper mit mehr Basen versorgen. Daher ist es grundsätzlich wichtig zu wissen, ob Lebensmittel Säurespender oder Basenspender sind. Wenn wir im Folgenden einzelne Lebensmittelgruppen auf ihre Stellung im Säure-Basen-Haushalt hin untersuchen, werden wir feststellen, dass die Ernährungsgewohnheiten in der heutigen Zeit zu stark in Richtung Säuren ausgerichtet sind.

Säurespendende Lebensmittel

Jede Form von **Eiweiß**, allen voran tierisches Eiweiß wie **Fleisch, Fisch** und **Käse**, sind stark säurespendend. **Getreide** und vor allem **Hülsenfrüchte** sind zwar pflanzlicher Herkunft, zählen jedoch aufgrund des relativ hohen Eiweißanteils ebenfalls zu den säurespendenden Lebensmitteln. **Alkohol, Kaffee** und **Nikotin** sind ebenfalls Säurelieferanten genauso wie **saure Südfrüchte** (Zitrone, Orange, Ananas etc.), **tierische Fette** und **warm gepresste Pflanzenöle**.

Säurewirkung durch Basenentzug

Hier sind vor allem die **raffinierten Kohlenhydrate wie Fabrikzucker, Weißmehlprodukte** sowie **alle daraus hergestellten Speisen** zu nennen. Diese entziehen dem Organismus basische Mineralstoffe, welche zum Verstoffwechseln dieser Lebensmittel benötigt werden (z. B. kann Glukose nur im Beisein von Vitamin B, Calcium, Magnesium etc. verstoffwechselt werden).

Basenspendende Lebensmittel

Dazu gehören praktisch **alle Gemüsesorten,** vor allem die **Kartoffel**. Auch **Milch** (nicht jedoch Milchprodukte wie Topfen oder Käse, die stark säuernd sind!), **reifes heimisches Obst** (nicht jedoch sauer schmeckende Südfrüchte!), **heimische Gewürz- und Wildkräuter** sowie **kalt gepresste Pflanzenöle**.

SAUER	BASISCH
Fleisch, Fisch	Gemüse
Hülsenfrüchte	Kartoffel
Getreidespeisen	Milch, Schlagobers
Milchprodukte, z. B. Käse, Topfen	reifes heimisches Obst
Zitrusfrüchte	kalt gepresste Pflanzenöle
raffinierte Öle und Fette	Gewürze und Kräuter
Industriekost und -getränke	
Genussmittel	

Neutrale Lebensmittel

Annähernd im Säure-Basen-Gleichgewicht befinden sich zum Beispiel **Wasser, Butter** oder **Hirse.**

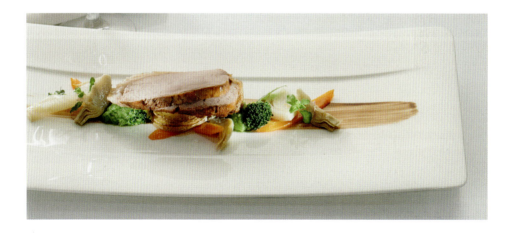

Konsequenzen aus dem Säure-Basen-Haushalt für die Ernährung

Wie soeben erklärt und für jeden leicht selbst nachvollziehbar, ist die Ernährung des heutigen Menschen stark auf Säurezufuhr oder Basenentzug ausgerichtet. Die Zufuhr von hauptsächlich tierischem Eiweiß und raffinierten Kohlenhydraten bzw. industriell gefertigten Lebensmitteln führen zu einer Übersäuerung und Mineralstoffverarmung des gesamten Organismus. Daher ist es wichtig, einen Ausgleich im Säure-Basen-Haushalt zu schaffen, ohne fanatisch eine Seite zu forcieren. Es geht schlussendlich um ein ausgewogenes Verhältnis von Säuren und Basen in der Ernährung. Um dies zu erreichen, sollte Folgendes Beachtung finden:

Nachdem eine Basenzufuhr praktisch nur durch Lebensmittel erfolgen kann, sollte sie die Grundlage einer ausgewogenen Lebensmittelauswahl bilden.

> **Idealerweise sind basische Lebensmittel Grundlage jeder Mahlzeit und das Verhältnis zu sauren Lebensmitteln sollte langfristig in etwa 2 : 1 betragen.**

Das bedeutet: Wir sollten doppelt so viele basische Lebensmittel essen wie saure und saure Lebensmittel idealerweise immer mit basischen Nahrungsmitteln kombinieren.

Empfehlenswerte Kombinationen sind:

Fleisch		Gemüse/-brühe/-suppe/-soße
Fisch		Kartoffeln
Käse	+	kalt gepresste Pflanzenöle
Eier		reifes heimisches Obst
Hülsenfrüchte		
SAUER		**BASISCH**

Weiters ist die **Esskultur** wieder ein entscheidender Faktor in der Säure-Basen-Regulation. Werden nämlich die wertvollen, primär basischen Lebensmittel wie Obst, Salat und Fruchtsäfte nicht vollständig verstoffwechselt – was vor allem bei deren Verzehr in übermäßigen Mengen oder als Abendmahlzeit erfolgt – so werden diese durch die Darmbakterien unweigerlich vergoren. Dieser Gärungsprozess führt dann ebenfalls zu einer sauren Stoffwechselsituation mit Bildung von Säuren, Alkohol und Gas (siehe auch S. 80). Wir sprechen dann von der „Umkehrwirkung" von basischen Lebensmitteln.

Eine ausgeglichene Ernährung im Sinne des Säure-Basen-Haushaltes bedeutet also in erster Linie:

- den Konsum von tierischem Eiweiß inkl. Käse reduzieren
- max. 2–3 Mal pro Woche Fleisch oder Fisch als Hauptmahlzeit
- saure Lebensmittel : basische Lebensmittel = 1 : 2
  → $1/3$ der Mahlzeit Fleisch oder Fisch + $2/3$ der Mahlzeit basische „Beilagen"
- Pflege der Esskultur!

Zu einer sinnvollen Prophylaxe bzw. Therapie gehören neben einer ausgeglichenen Ernährung auch ein vernünftiges Maß an Bewegung, reichlich Flüssigkeitszufuhr (bezüglich richtigem Trinken siehe auch S. 45 f.) und eine entsprechende Substitution von Mineralstoffen, beispielsweise in Form eines Basenpulvers.

Rezept Basenpulver nach Dr. Stossier:

Natriumhydrogenphosphat	10,0 g
Natriumbicarbonat	80,0 g
Calciumcarbonat	70,0 g
Kaliumcitrat	20,0 g
Magnesiumcitrat	20,0 g

→ 1 TL in ¼ L Wasser
→ immer auf nüchternen Magen trinken
→ am besten morgens als erstes oder abends als letztes Getränk

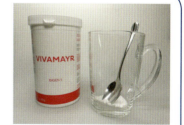

Nachdem die Säure-Basen-Regulation sowohl ein zentrales Element in der Behandlung von gesundheitlichen Problemen darstellt als auch in der Vorsorge bzw. Prophylaxe Beachtung finden sollte, wird diesen Aspekten im Buch „Der Säure-Basen-Haushalt" breiter Raum gewidmet (siehe Literaturverzeichnis). Die obigen Darstellungen sind lediglich Grundlagen und werden detailliert im erwähnten Buch abgehandelt.

EINKAUF, AUSWAHL UND LAGERUNG VON LEBENSMITTELN

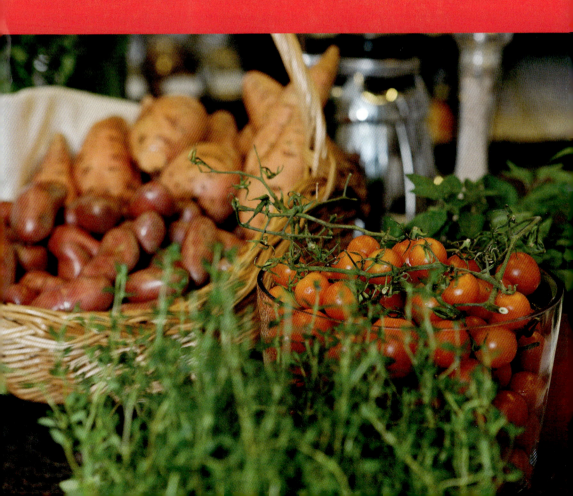

Einkauf, Auswahl und Lagerung von Lebensmitteln

Kochen fängt mit dem richtigen Einkauf an. Frische, „lebendige" Lebensmittel – wie es der Name bereits ausdrückt – sind die Grundlage einer gesunden Ernährung. Achten Sie beim Einkauf auf biologische Qualität. Wir wissen heute, dass solche Lebensmittel viel wertvoller sind, da sie mehr Inhaltsstoffe, sprich Mineralstoffe, Spurenelemente und Vitamine beinhalten als herkömmliche Lebensmittel. Auch konnte nachgewiesen werden, dass biologische Lebensmittel energiereicher und damit „lebendiger" sind, was uns langfristig zugutekommt. Außerdem werden biologische Lebensmittel nicht mit Pestiziden und Spritzmitteln behandelt. Berücksichtigen Sie zudem saisonale und regionale Gegebenheiten und vermeiden Sie Lebensmittel, die lange Lagerungs- und Transportzeiten hinter sich haben; diese verändern das Lebensmittel bzw. erfordern, dass es unreif geerntet wird.

Auch die artgerechte Tierhaltung mit entsprechender Pflege, Fütterung und Schlachtung der Tiere ist wichtig und spiegelt sich in der Qualität des Produktes wider. Generell gilt: Qualität vor Quantität.

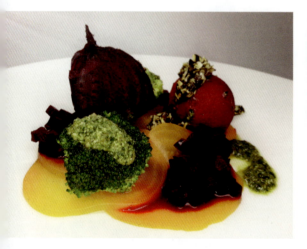
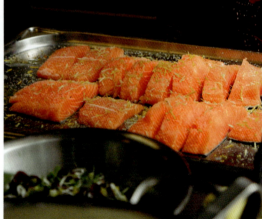

Qualitätsmerkmale von Lebensmitteln

„Biologisch"

Der Begriff „biologisch" (ökologisch) bezeichnet die Herstellung von Nahrungsmitteln und anderen landwirtschaftlichen Erzeugnissen auf der Grundlage möglichst naturnaher Produktionsmethoden und unter Berücksichtigung von Erkenntnissen der Ökologie und des Umweltschutzes. Die ökologische Landwirtschaft verzichtet auf synthetische Pflanzenschutzmittel (Fungizide, Herbizide, Insektizide und andere, zusammen häufig undifferenziert als Pestizide bezeichnet), synthetische Wachstumsförderer, synthetische Düngemittel, Gentechnik und Lebensmittelbestrahlung. Folgeprodukte mit Zutaten aus ökologischem Anbau werden ohne Geschmacksverstärker hergestellt. Der Zusatz von Aromastoffen ist erlaubt, wenn es sich um natürliche oder naturidentische Aromen handelt.

Gekennzeichnet werden Produkte aus ökologischer Landwirtschaft durch anerkannte Bio-Siegel und häufig durch die Aufschrift „aus kontrolliert biologischem Anbau", abgekürzt „kbA". International ist die englische Bezeichnung „organic" üblich.

Fisch

Frischen Fisch erkennt man an klaren Augen, glänzendem Äußeren, roten, nicht verschleimten Kiemen, kompaktem Fleisch und steifer Haltung. Weiters sollten die Flossen sehr gut ausgebildet sein. Bei Fischen, bei denen z. B. die Schwanzflossen wie angeknabbert aussehen, kann man von Massentierhaltung (oder einer Krankheit) ausgehen.
Auch der Lebensraum ist mitentscheidend. Fische aus sogenannten Aquakulturen werden meist mit Antibiotika und Getreide als Mastfutter gefüttert, was eine viel größere Verfettung der Fische zur Folge hat. Es ist daher in Frage zu stellen, ob ein derart gezüchteter Lachs wegen seiner wertvollen Omega-3-Fettsäuren gegessen werden sollte, wenn man auf der anderen Seite sehr viele Stoffe zu sich nimmt, die belastend sein können. Natives Leinöl ist hier sicher die bessere Alternative.

Fische aus artgerechten, biologischen Teichkulturen oder wild lebende Fische sind sehr viel hochwertiger und daher Fischen aus Aquakulturen vorzuziehen.

Fleisch

Für Fleisch gilt das Gleiche. Fleisch aus artgerechter Tierhaltung ist vorzuziehen. Bei Massenproduktionen kommen sehr oft chemische Zusatzstoffe zum Einsatz, um ein rasches Wachstum der Tiere zu garantieren. Nachdem diese Tiere aber sehr anfällig für Stress und Krankheiten sind, erhalten sie zugleich mehr Antibiotika oder andere Medikamente, um überhaupt gemästet werden zu können – ein Circulus vitiosus, aus dem es nur schwer ein Entrinnen gibt.

Biologisches Fleisch hat weniger Wasseranteil, es schmeckt besser und die biologische Verfügbarkeit ist höher. Grundsätzlich ist jedoch zu empfehlen, den Fleischkonsum etwas einzuschränken. Es ist oft äußerst schwierig, die Qualität von Fleisch bzw. Fleischprodukten nur mit freiem Auge zu erkennen – einmal abgesehen von eindeutig verdorbenen Produkten. Daher ist es hier besonders wichtig zu wissen, woher das Fleisch stammt. Wenn man die Produzenten kennt und ihnen vertrauen kann, umso besser. Andernfalls bleibt nur das Vertrauen auf die Herkunftsbezeichnung, welche Rückschlüsse auf die biologische Qualität zulässt. Der Geschmack der fertig zubereiteten Speise wird es bestätigen – allerdings erst im Nachhinein, sodass man weiß, ob man die Fleischprodukte dieser Quelle weiterhin verwenden wird oder nicht.

Obst und Gemüse

Obst und Gemüse sind wichtige Quellen von Vitalstoffen. Dazu zählen Mineralstoffe, Vitamine und Spurenelemente. Heute wissen wir, dass diese Vitalstoffe in biologischen Produkten vermehrt zu finden sind. Hinzu kommt noch eine Reihe sogenannter sekundärer Pflanzenstoffe, welche die Wirkung der Vitamine verstärken. Diese finden sich vor allem in den Sorten mit kräftigen Farben, z. B. Brokkoli, Tomate, Karotte etc.

Biologisches Obst und Gemüse ist auch deshalb gesünder, da es weniger mit chemischen Herbiziden, Fungiziden und Insektiziden belastet ist. Bei der herkömmlichen Produktion von Obst und Gemüse finden viele Maßnahmen statt, um dem Auge des Konsumenten eine perfekte Qualität vorzuspielen. Leider hält das Produkt dann nicht immer, was es verspricht. Oft sind biologische Produkte weniger ansprechend für das Auge, aber ihr Geschmack wird Sie überzeugen. Daher gilt sinngemäß wie bei den anderen Produkten: Achten Sie besonders auf Herkunft, Produzent und biologische Qualität.

Getreide

Getreide und daraus hergestellte Speisen sind ein wichtiger Bestandteil unserer Ernährung. Mit Getreide erhalten wir eine Mischung aus Kohlenhydraten, Eiweiß und Fetten, aber vor allem auch wertvolle Mineralstoffe, Spurenelemente, Vitamine und Ballaststoffe, sofern das Getreide vollwertig ist. Allerdings ist bei Getreidegerichten besonders auf die Bekömmlichkeit und Verdaulichkeit zu achten, damit alle Inhaltsstoffe auch tatsächlich verwertet werden können.

Ein Getreidekorn ist von einer Zelluloseschale umgeben. Diese muss, damit man die innenliegenden, wertvollen Inhaltsstoffe erschließen kann, in erster Linie mechanisch aufgebrochen werden. Unser Verdauungsapparat ist nicht in der Lage, Zellulose chemisch zu verarbeiten – daher auch der Name Ballaststoffe. Diese sind aber ein wichtiger Aktivator und Regulator der Darmtätigkeit und sollten in einer gesunden Ernährung in einem ausgewogenen Verhältnis vorhanden sein. Aber – und das ist besonders wichtig – wir dürfen uns dadurch auch nicht überfordern. Daher kommt an dieser Stelle der Art der Zubereitung wieder besondere Bedeutung zu.

Ist das ganze Korn reich an Ballaststoffen und Vitalstoffen, so ist das daraus hergestellte Auszugsmehl im Gegensatz dazu nahezu frei davon – es enthält keine Ballaststoffe und keine Vitalstoffe. Solche Produkte sind deshalb so ungünstig, da sie dem Körper Vitalstoffe entziehen und auch zu einem sauren Stoffwechsel führen.

Genau umgekehrt verhält es sich mit der Bekömmlichkeit und Verdaulichkeit. Je mehr Ballaststoffe, desto schwerer verdaulich ist das Getreideprodukt.

> → **Wie können wir also damit in einer gesunden Art und Weise umgehen?**

Wird das Getreide fein gemahlen und dann frisch verarbeitet, ist dies der beste Umgang mit dem Lebensmittel. Es bleiben nahezu alle Inhaltsstoffe erhalten, der Verdauungsapparat wird nicht überfordert und auch Geschmack und Genuss wird Rechnung getragen.

Wenn Sie morgens ein Müsli mit Getreideflocken zu sich nehmen, so können sich diese als zu schwer verdaulich erweisen und daher ungünstig auf die Gesamtsituation im Körper auswirken. Umgekehrt kennt jeder die wohltuende Wirkung eines Haferbreies bei Magenbeschwerden (gekochter Hafer). Die Zubereitung hat also entscheidenden Einfluss auf die Bekömmlichkeit.

Achten Sie daher bei Getreidespeisen besonders auf Ihre aktuelle Leistungsfähigkeit oder das eventuelle Auftreten von Müdigkeit und wählen Sie die Speisen(zubereitungsart) danach aus.

Kräuter und Gewürze

Mit Kräutern und Gewürzen verfeinern wir unsere Speisen. Durch ihre besonderen Inhaltsstoffe bringen sie nicht nur Abwechslung im Hinblick auf ihre geschmackliche Vielfalt, sondern geben den Speisen auch ein abgerundetes Aroma und ein gewisses Geschmacksvolumen. Sie enthalten aber auch eine Reihe wichtiger bioaktiver Substanzen mit besonderen Wirkungen im Verdauungsapparat.

Inhaltsstoffe und Wirkungen

Die wichtigsten Inhaltsstoffe von Kräutern sind die ätherischen Öle, die für den charakteristischen Geruch und Geschmack der einzelnen Kräuter verantwortlich sind. In den Pflanzen haben sie die Funktion von Schutz- und Lockstoffen. Darüber hinaus findet sich noch eine Reihe von Bitterstoffen in den Kräutern, welche besonders wichtig für den Verdauungsapparat sind, da sie dessen Verdauungsleistung durch Aktivierung der Leber unterstützen. Verschiedene Alkaloide, Glucoside, Schleimstoffe, Antioxidantien und viele mehr runden das Bild ab.

Exemplarisch lassen sich die Wirkungen dieser Stoffe folgendermaßen beschreiben:

- Der Speichelfluss wird angeregt, damit kommt der Verdauungsprozess in Gang und die Erkennung der Speiseninhaltsstoffe sowie deren weitere Verdauung werden eingeleitet.
- Die Geruchs- und Geschmacksstoffe wirken zentral reflektorisch auf den Verdauungsvorgang. Dadurch wird der Darm bereits durch die Speisen im Mund reflektorisch angeregt.
- Manche Gewürze wirken antibakteriell, antiparasitär bzw. gegen Pilze. Sie können also bei speziellen Diätformen als natürlicher Schutz eingesetzt werden (Knoblauch, Nelke, Zimt etc.).
- Die Wirkung auf das Herz-Kreislauf-System kann sowohl sedierend als auch anregend sein.

Diese wenigen Beispiele zeigen, wie unterschiedlich Kräuter und Gewürze wirken können. Manches lässt sich erkennen und beschreiben, vieles nur erahnen. Immer aber sollte der wohltuende Geschmack im Vordergrund stehen, der dann zu einer gesunden Wirkung von Kräutern und Gewürzen beiträgt.

Kochen mit Kräutern und Gewürzen

Damit Kräuter und Gewürze ihre Wirkungen optimal entfalten können, ist es wichtig, auf deren Qualität und Frische zu achten. Weiters ist wieder der richtige Umgang mit der Temperatur hervorzuheben.

Kräuter mit harten Blättern und Stielen und kräftigen Aromen wie Thymian, Rosmarin, Majoran, Salbei, Bohnenkraut, Liebstöckel und dergleichen müssen mitgekocht werden, damit sie ihre Aromen optimal entfalten und bittere Gerbstoffe abgebaut werden können.

Zartere Kräuter wie Kerbel, Kresse, Basilikum, Petersilie, Schnittlauch usw. verlieren einen Großteil ihrer Aromen, wenn sie mitgekocht werden. Sie sollten daher am Ende der Zubereitung zu den Speisen hinzugefügt werden. So bewahren sie ihren charakteristischen Geschmack.

Lagerung von Kräutern

Es gibt mehrere Möglichkeiten, Kräuter haltbar zu machen und zu lagern:

■ Trocknung

Die Trocknung sollte so schnell wie möglich erfolgen, damit sich die Wirk- und Aromastoffe nicht verflüchtigen. Trocknen kann man Kräutersträuße z. B. durch Aufhängen in luftigen, trockenen, schattigen Räumen. Die getrockneten Kräuter werden vom Stängel abgerebelt, luftdicht verschlossen und lichtgeschützt gelagert.

■ Einfrieren

Vor dem Einfrieren sollten Sie die Kräuter kurz waschen und trockentupfen. Kräuter können entweder als Ganzes eingefroren oder vorher kleingehackt werden.

■ Einlegen

Hierbei werden die Kräuter gewaschen, trockengetupft, in Gläsern oder Flaschen gefüllt und mit kalt gepresstem Öl vollständig bedeckt. Sie können auch in Essig eingelegt werden.

Für das Einlegen in Salz hacken Sie die Kräuter fein und mischen sie im Verhältnis 4 : 1 mit dem Salz; danach in ein Glas geben und gut verschließen.

Übersicht: Lagerung von Kräutern

	Trocknen	Einfrieren	Einlegen	geeignet für
Basilikum	-	+	Öl, Essig, Salz	Fisch, Pasta, Vorspeisen
Dill	+	+	Öl, Essig	Fisch, Aufstriche
Lavendel	++	+	Öl, Essig	Fond
Majoran	++	+	Öl, Essig, Salz	Eintöpfe, Rind
Oregano	++	++	Öl	Pasta, Polenta
Petersilie	-	++	Salz	alle Speisen
Rosmarin	+	++	Öl, Essig	Geflügel, Kalb
Salbei	+	++	Öl, Essig	Nudelgerichte
Schnittlauch	-	++	-	Suppen, Dip
Thymian	++	+	Öl, Essig	Lamm, Rind
Liebstöckel	++	++	Salz	Suppen, Soßen

Legende: - nicht geeignet   + gut geeignet   ++ sehr gut geeignet

ZEITGEMÄSSE KÜCHENTECHNIK

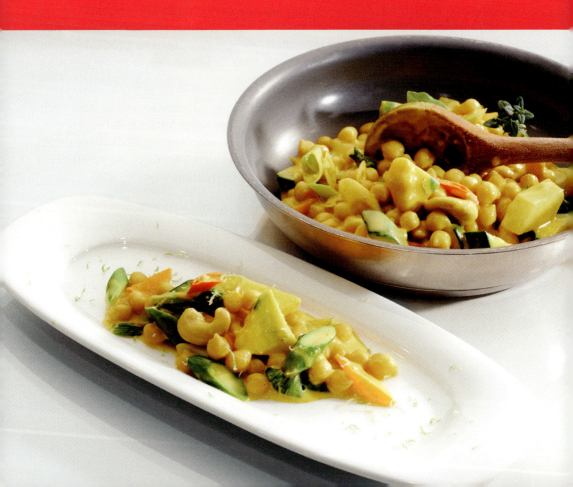

7

Zeitgemäße Küchentechnik

Um alle wertvollen Inhaltsstoffe eines Lebensmittels in der bestmöglichen Form für unsere Ernährung zur Verfügung stellen zu können, benötigen wir auch Kenntnis über die einfachen, aber richtigen Zubereitungsmethoden. Eine weitere Intention ist es, durch die Zubereitung auch die Verdaulichkeit zu verbessern. All das ist durch geeignete Zubereitungsmethoden in der Küche sicherzustellen.

Ziel der Zubereitung ist es, dass sowohl der Geschmack als auch die Inhaltsstoffe optimal zur Geltung kommen. Durch schonende Zubereitungsarten soll auch die Verdaulichkeit gefördert werden. Dies erreichen wir durch den richtigen Umgang mit Temperatur, Kochdauer und Auswahl der richtigen Küchenutensilien und -geräte. Anfänglich mögen Ihnen manche Vorgehensweisen eigenartig, vielleicht sogar umständlich erscheinen. Aber nach einer kurzen Zeit des Umdenkens und der Eingewöhnung werden Sie erkennen, dass der Zeitaufwand im Vergleich zur herkömmlichen Küchentechnik eher geringer ist.

Es ist auch hilfreich, mit dem richtigen Kochgeschirr zu arbeiten. Heute steht Kochgeschirr zur Verfügung, das eine fettlose oder zumindest fettarme Zubereitung erlaubt. Hierbei können die Lebensmittel kurz angebraten werden, ohne dabei kleben zu bleiben. Auch die Temperatur kann niedriger gehalten werden – alles Vorteile mit dem Ziel einer schonenden, werterhaltenden Zubereitung.

Günstig und einfach in der Handhabung sind Kocheinsätze zum Garen im Dampf. Auch Dampfgargeräte sind heute für den Haushalt bereits relativ günstig zu erwerben.

Gesunde Zubereitungsarten im Überblick

Dämpfen

Dämpfen gehört zu den einfachsten und wichtigsten Zubereitungsformen. Dabei bleiben die meisten Inhaltsstoffe erhalten. Verwendet wird z. B. ein Einsatz mit Füßen, der in den Kochtopf gegeben wird. Darunter wird etwas Wasser zum Kochen gebracht und ein Deckel auf den Topf gegeben. Somit wird das Lebensmittel im Dampf und ohne Druck – was wichtig ist – gegart. Sie können dabei jederzeit probieren, ob das Gemüse „al dente" ist.

Die einfachste Möglichkeit zum Dämpfen ist der oben erwähnte Einsatz. Es gibt aber auch günstige Dampfgargeräte für zuhause. Sie sind besonders wichtig für die Zubereitung von Fisch, Gemüse und vegetarischen Gerichten. Die Dampfgarer ermöglichen auch das schonende Erwärmen von Speisen, das gleichzeitige Zubereiten mehrerer Lebensmittel und sind somit eine echte Alternative zum Mikrowellenherd, der in einer gesunden Küche absolut nichts verloren hat (siehe auch S. 28)!

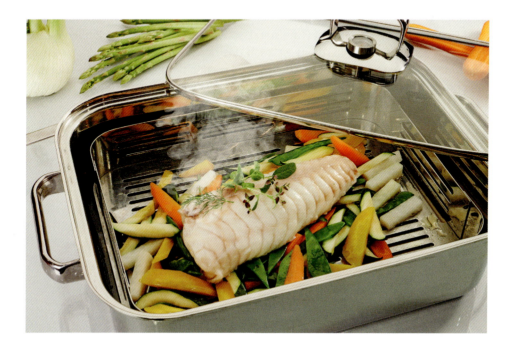

Dünsten

Beim Dünsten wird das Lebensmittel in Wasser – und bei geschlossenem Deckel – weichgegart. Natürlich kann beim Gemüse anstelle von Wasser auch eine Basenbrühe verwendet werden. Die Temperatur sollte mäßig und die Zubereitungszeit kurz gehalten werden, damit nicht zu viele Inhaltsstoffe aus dem Lebensmittel „herausgekocht" werden. Fleisch- oder Fischgerichte können auch in einem entsprechenden Fond gedünstet werden.

Kochen

Beim Kochen wird das Lebensmittel in siedend heißem Wasser – also bei 100 °C – zubereitet. Dies erfolgt beispielsweise bei der Basenbrühe, wo die Inhaltsstoffe des Gemüses im Kochwasser gelöst und danach getrunken werden. Wenn aber die Inhaltsstoffe im Lebensmittel bleiben sollen, ist kochen ungünstiger – Kartoffeln beispielsweise sollen gedämpft und nicht als Salzkartoffeln ausgelaugt werden. Daher werden Gemüse und Kartoffeln als Beilage nie gekocht, sondern immer gedünstet oder gedämpft.

Nudeln wiederum werden gekocht, da durch das heiße Wasser die Stärke „verkleistert". Hier wird das Kochwasser auch nicht weiterverwendet.

Wird Fleisch oder Fisch gekocht (Tafelspitz), so werden durch das siedende Wasser die Poren verschlossen. Allerdings ist auch das daraus resultierende Kochwasser, die Rinderbrühe, stark säureüberschüssig und wird in der gesunden Küche nur selten und ganz sparsam verwendet. Gemüsebrühe ist wesentlich gesünder.

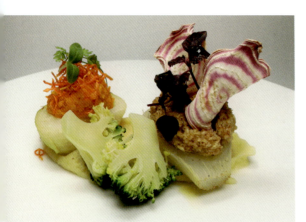
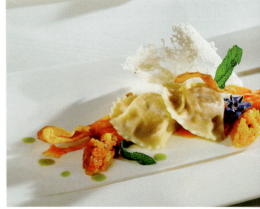

Grillen

Beim Grillen bei einer Temperatur von ca. 175 °C nimmt die Oberfläche des Lebensmittels „Farbe an" – es erhält eine leichte Bräunung. Dadurch wird der typische Geschmack von Gegrilltem erzielt.

Ursprünglich wurden die Lebensmittel beim Grillen auf offenem Feuer zubereitet. Heute versteht man unter Grillen meist das Zubereiten von Speisen auf einem Rost über glühenden Holzkohlen. Um „gesund" zu grillen, sollte man allerdings einen Plattengriller verwenden. Dadurch lassen sich die Lebensmittel bei niedrigeren Temperaturen (herkömmliches Grillen erfolgt bei 220 °C bis 250 °C) schonender und damit werterhaltender zubereiten. Man kann geringe Mengen von Kokosöl auf den Griller geben, damit das Grillgut nicht kleben bleibt.

Für das Grillen sollten zarte, fettarme Filets vom Milchkalb, Jungrind, Lamm oder jungen Reh, Süß- oder Salzwasserfische oder Bruststücke von Poularden (junges Geflügel) verwendet werden. Am besten sind die zartesten Teile von den Tieren geeignet.

Achten Sie auch darauf, dass die Lebensmittel nicht zu „Tode gegrillt" werden. Fleisch nimmt rasch eine leichte Bräunung an, sollte aber auf keinen Fall so lange gegrillt werden, bis es sehr trocken ist oder eine tief dunkle Farbe bekommen hat. Auch empfiehlt es sich nicht, zu dicke Fleischstücke zu verwenden, damit das Gegrillte nicht außen verbrannt und innen roh ist. Zartes Fleisch muss nicht ganz durchgebraten werden, es schmeckt am besten, wenn es innen noch saftig und

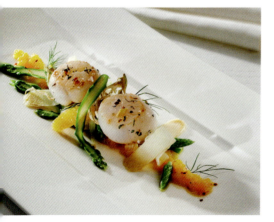
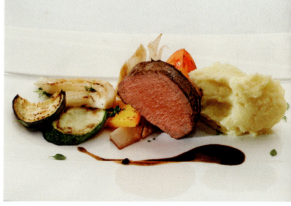

leicht rosa ist. Es ist auch sinnvoller, zum Würzen keine Frischkräuter zu verwenden, da diese schnell verbrennen. Besser und gesünder ist es, Kräuteröl oder Kräuterpesto zum fertigen Gericht zu reichen.

Braten
Beim Braten wird das Bratgut im Backofen bei einer Temperatur von 150 bis 200 °C zubereitet. Durch eine anfangs höhere Temperatur bildet sich eine Kruste, durch die das Bratgut Farbe und Geschmack erhält. Danach kann die Temperatur etwas zurückgenommen werden.

Beim Braten ist die Wahl der richtigen Temperatur besonders wichtig. Bei zu geringer Anfangstemperatur wird die Garzeit verlängert, was zur Austrocknung führt. Die Bildung einer aromatischen Kruste findet im Backofen bei etwa 150 bis 200 °C statt. Ein gebratenes Stück Fleisch ist also spätestens dann gar, wenn sich eine braune Kruste gebildet und die Kerntemperatur 70 °C erreicht hat. Moderne Backöfen haben einen Temperaturfühler, den man in das Bratenstück einsticht (man sollte genau die Mitte treffen und 70 °C eingeben). Ist die Innentemperatur erreicht, ertönt ein Signal. Größere Stücke sollten nach dem Braten etwas ruhen, d. h. bei ca. 68 °C warm gehalten werden, damit sich der Fleischsaft von innen nach außen verteilen und ein Temperaturausgleich zwischen Oberfläche und Innerem stattfinden kann. Wenn Sie einen Kalbsbraten beispielsweise ohne Ruhezeit sofort anschneiden, wird sehr viel Bratensaft auslaufen und am Schneidebrett zu sehen sein. Wenn Sie den Backofen nach dem Braten auf 68 °C einstellen und den Braten eine halbe Stunde „nachziehen" lassen, bleibt er wunderbar saftig.

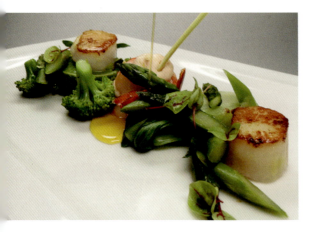
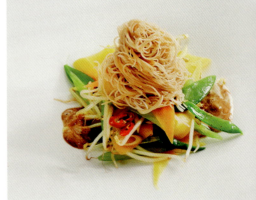

Eine Variante ist das Braten bei deutlich niedrigerer Temperatur. Dabei wird das Fleisch zunächst kurz in der Pfanne angebraten, damit sich Röststoffe bilden, und dann bei einer Temperatur von ca. 70 bis 80 °C im Ofen – dafür aber wesentlich länger – gegart. Je nach Fleischart benötigt man bei dieser Methode ca. 3 bis 5 Stunden. Der Vorteil dabei ist, dass das Fleischstück auch nach Stunden im Ofen zart bleibt.

Überbacken bzw. Gratinieren
Beim Gratinieren oder Überbacken erhalten bereits gegarte Speisen durch starke Oberhitze (Strahlungswärme) eine Kruste, damit sich zusätzliche Aromen entwickeln. Der Vorgang selbst dauert nur ganz kurz, sodass die Speise zart und saftig bleibt. Zum Gratinieren ist ein normaler Backofen mit Oberhitze geeignet.

Schmoren
Schmoren ist eine Garmethode zwischen Braten und Kochen unter Verwendung von wenig Flüssigkeit. Dabei werden die hinzugefügten und die während des Schmorens entstehenden Aromen vom Schmorgut besonders gut aufgenommen. Die Methode wird vor allem bei Fleisch angewendet, das eher langfaserig und bindegewebshaltig ist, und deshalb beim Braten zäh werden würde.

Nachdem das Fleisch scharf und kurz angebraten wurde, damit sich Geschmacksaromen auf der Oberfläche bilden, wird es mit wenig Flüssigkeit (Basenbrühe) abgelöscht und mit weiteren Zutaten (Wurzelgemüse, Kräutern) in einem geschlossenen Topf bei mäßiger Temperatur im Ofen fertig gegart. Deshalb sollte die Flüssigkeit am Ende mehr Aroma- und Mineralstoffe enthalten als das Fleisch.

Durch diese Garmethode gewinnt das Fleisch an Geschmack und wird weich, denn durch die Flüssigkeit und deren Dampf bleibt die Kerntemperatur des Fleischstückes automatisch im optimalen Bereich. Der Schmorprozess kann über mehrere Stunden aufrechterhalten werden, besonders wenn die Temperatur 100 bis 140 °C nicht übersteigt. Für diese Zubereitungsform benötigt man mehr Zeit. Aber durch die niedrigere Temperatur bleiben wiederum mehr Inhaltsstoffe erhalten, was einer besseren Qualität bei erleichterter Verdauung entspricht.

Die üblichen Zutaten für den Schmorsaft sind Gemüsebrühe, Wurzelgemüse, Zwiebeln, Gewürze und Kräuter je nach Rezept. Der reduzierte Saft bildet die Grundlage für eine besonders aromatische Basensoße. Außer Fleisch können auch Gemüsearten geschmort werden. Hierbei ist dann auch die Zubereitungszeit wesentlich kürzer.

Umgang mit Fett beim Zubereiten der Speisen

Öle und Fette verleihen unseren Speisen Geschmack. Daher empfiehlt es sich, die hochwertigen, nativen Pflanzenöle erst zuletzt beim Anrichten der Speisen hinzuzufügen. So werden die wichtigen ungesättigten Fettsäuren erhalten, der Geschmack kommt optimal zur Geltung und die Speisen erhalten den „Feinschliff".

Eine wichtige Frage ist allerdings: Welches Öl oder Fett ist zum Erhitzen, also Braten und Kochen, geeignet?

Zum Anbraten empfiehlt es sich, ein Fett zu verwenden, das die Hitze gut verträgt, ohne dass dabei Toxine entstehen. Daher muss das Fett einen hohen Siedepunkt von ca. 200 °C haben. Wie bereits erwähnt, zählen vor allem kurzkettige Fette wie z. B. Kokos- oder Palmfett dazu.
Kokosfett hat aufgrund seiner Zusammensetzung eine Reihe günstiger Eigenschaften, weshalb es zum Erhitzen gut geeignet ist. Es kann bis 200 °C erhitzt werden und hat einen angenehm nussartigen Geschmack, sodass der Eigengeschmack der Speisen kaum verändert wird. Außerdem ist es lange haltbar.

Grundsätzlich sind alle warm gepressten Pflanzenöle zum Erhitzen mehr oder weniger geeignet. Allerdings besteht hier die Gefahr, dass die Öle durch zu hohe Temperaturen verbrennen und dadurch viele ungesunde, den Stoffwechsel belastende Stoffe entstehen.

MIKRONÄHRSTOFFE – SIND WIR AUSREICHEND VERSORGT?

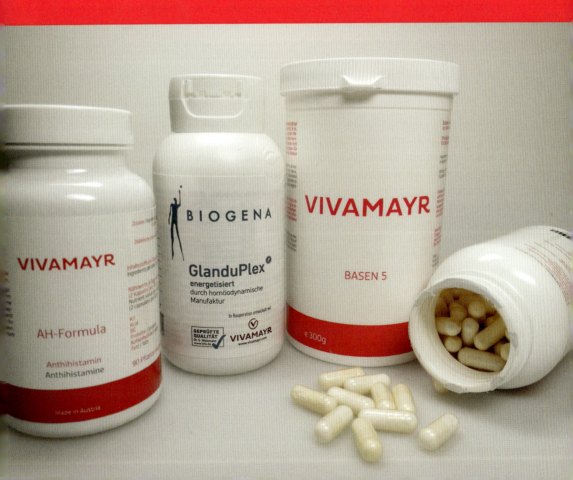

8
Mikronährstoffe – sind wir ausreichend versorgt?

Neben den Makronährstoffen (Kohlenhydrate, Fett, Eiweiß) sind Mikronährstoffe (Mineralstoffe, Vitamine, Spurenelemente) für den Stoffwechsel und unsere Gesundheit unerlässlich. Sie sind als Cofaktoren an allen Stoffwechselvorgängen beteiligt. Durch sie werden Enzyme aktiviert, um ihre unterschiedlichsten Funktionen ausüben zu können. Mikronährstoffe wirken zum Teil direkt entzündungshemmend und auch wenn wir den Energiestoffwechsel aus Kohlenhydraten betrachten, sind sie unerlässlich für dessen Funktion. Mehr noch: Die Stoffwechseleffizienz ist praktisch nie 100 %, so dass immer eine Reihe von Substanzen anfallen, die auch entgiftet und ausgeschieden werden müssen. So entstehen bei der Energieproduktion sogenannte Freie Radikale, die unmittelbar durch eine ganze Kaskade von Vitaminen und Spurenelementen „entschärft" werden müssen. Insgesamt ist also davon auszugehen, dass eine langfristige Gesundheit ohne diese Mikronährstoffe nicht möglich ist.

Nun sind diese Mikronährstoffe für gewöhnlich Bestandteile unserer Lebensmittel. Daher wird auch immer wieder behauptet, dass wir uns ausreichend damit versorgen, sofern wir uns vernünftig und gesund ernähren. Aber stimmt das heute noch? Können wir uns auch in Anbetracht unserer geänderten Ernährungs- und Lebensbedingungen ausreichend mit Mikronährstoffen versorgen, um gesund zu bleiben? Wenn auch die kurze und knappe Antwort „Nein" heißt, wollen wir doch die unterschiedlichen Aspekte näher beleuchten.

Betrachten wir erst einmal die Lebensmittel selbst in Bezug auf ihre Wertigkeit. Vor mehr als 50 Jahren hat man damit begonnen, die Konzentration an Mikronährstoffen in den Lebensmitteln zu messen und in Lebensmitteltabellen festzuhalten – damals hat man angefangen, deren Bedeutung zu erkennen. Seitdem zeigt sich, dass im Laufe der Jahre immer weniger dieser Mikronährstoffe in den Lebensmitteln festgestellt werden können: **Der Gehalt an Mikronährstoffen in den Lebensmitteln hat sich innerhalb von ein bis zwei Generationen zum Teil mehr als halbiert.** Dies ist im Wesentlichen auf die industriell ausgerichteten Produktions-

Gehalt an Mikronährstoffen in Lebensmitteln früher und heute

Mineralien u. Vitamine in mg je 100 g Lebensmittel		untersuchte Inhaltsstoffe	Ergebnis 1985	Ergebnis 1996	Ergebnis 2002	Differenz in % 1985–1996 und 1985–2002	
Vergleich zwischen einer 1985 erstellten Studie und den 1996 und 2002 in einem Lebensmittellabor ermittelten Werte in Obst und Gemüse	Brokkoli	Calcium Folsäure Magnesium	103 47 24	33 23 18	28 18 11	-68 -52 -25	-73 -62 -55
	Bohnen	Calcium Folsäure Magnesium Vitamin B$_6$	56 39 26 140	34 34 22 55	22 30 18 32	-38 -12 -15 -61	-51 -23 -31 -77
	Kartoffeln	Calcium Magnesium	14 27	4 18	3 14	-70 -33	-78 -48
	Möhren	Calcium	37 21	31 9	28 6	-17 -57	-24 -75
	Spinat	Magnesium Vitamin C	62 51	19 21	15 18	-68 -58	-76 -65
	Apfel	Vitamin C	5	1	2	-80	-60
	Banane	Calcium Folsäure Magnesium Vitamin B$_6$	8 23 31 330	7 3 27 22	7 5 24 18	-12 -84 -13 -92	-12 -79 -23 -95
	Erdbeeren	Calcium Vitamin C	21 60	18 13	12 8	-14 -67	-43 -87

Quelle: Pharmakonzern Ciba-Geigy (Schweiz), 1985 / Lebensmittellabor Karlsruhe/Schwarzwald-Sanatorium Obertal (Deutschland), 1996, 2002

abläufe zurückzuführen. Einseitige Landwirtschaft, Monokulturen, damit einhergehend ausgelaugte Böden, Düngung, Nichtbeachtung einer artgerechten Tierhaltung, Pflanzenschutzmittel sowie verschiedene Methoden der Haltbarmachung und zu lange Lagerung von Lebensmitteln haben alle Anteil an dieser Situation. Deutlich günstiger ist hier die Entwicklung bei biologischen Lebensmitteln, deren Wertigkeit diesbezüglich besser ist.

Zusätzlich ist zu berücksichtigen, dass die in den diversen Nährstofftabellen festgehaltenen Konzentrationen immer einige Jahre „hinterherhinken". Dieser Umstand ist durch die Zeitspanne zwischen Messzeitpunkt und Veröffentlichung der Daten bedingt.

Ein weiteres Faktum ist, dass durch die Zubereitung der Lebensmittel immer ein gewisser Nährstoffverlust erfolgt, dessen Ausmaß im Wesentlichen vom jeweiligen Verfahren abhängt. In einer modernen Küche sollte deshalb die Wahl der Zubereitungsmethode an das Lebensmittel angepasst werden. Auch sollen „schonende" Methoden anstelle solcher verwendet werden, die den Lebensmitteln praktisch alle Nährstoffe entziehen.

Nährstoffverluste durch Zubereitung

Lebensmittel	Kochen	Dünsten	Druckgaren
Kartoffel	16 %	7 %	27 %
Sellerie	51 %	25 %	66 %
Spinat	66 %	18 %	35 %
Karfiol/Blumenkohl	35 %	7 %	23 %
Sprossenkohl/Rosenkohl	34 %	15 %	22 %

Und wie bereits erwähnt, sollte in einer gesunden Küche auf die Zubereitung mittels Mikrowelle verzichtet werden (siehe auch S. 28).

Auch unser moderner Lebensstil trägt dazu bei, dass die Versorgung mit Mikronährstoffen nicht mehr ausreicht. Die täglichen Anforderungen unseres „westlichen" Alltags reiben uns immer mehr auf. Das bedeutet auch, dass wir mehr Energie benötigen. Der „Stress des Alltags" nimmt zu, alles geht schneller, sofortiges Reagieren wird erwartet, und ist eine Arbeit endlich erledigt, wartet schon die nächste auf uns. Erhöhte Energieproduktion, vor allem aus Kohlenhydraten und Fetten, bringt aber auch mehr Nebenprodukte derselben in den Stoffwechsel ein. Sogenannte Freie

Radikale, die dabei in den Mitochondrien – den Energiekraftwerken unserer Zellen – entstehen, müssen unmittelbar durch Antioxidantien „entschärft" werden. Dies setzt eine ausreichende und synergistische Wirkung von Vitamin A, Vitamin E, Vitamin C, Betacarotin, Coenzym Q10, Selen, Magnesium und anderen Antioxidantien voraus. Fehlen diese, sinkt die Effizienz der Energieproduktion weiter, Alterungsprozesse entwickeln sich rascher und intensiver oder die Defizite führen zu einer Reihe verschiedener Erkrankungen.

So sind Mikronährstoffe sowohl zur Aufrechterhaltung eines gesunden Stoffwechsels als auch in der Therapie bei verschiedenen Erkrankungen notwendig und hilfreich. Dies hat zur Entwicklung der Orthomolekularen Medizin geführt, als deren Begründer der zweifache Nobelpreisträger Linus Pauling gilt. Er definierte die **Orthomolekulare Medizin** als Methode „zur Erhaltung guter Gesundheit und Behandlung von Erkrankungen durch Substanzen, die normalerweise im Körper vorhanden sind und deren Konzentration erhöht wird". In diesem Spannungsfeld zwischen Prophylaxe und Therapie zeigt sich eine weitere Problematik der Mikronährstoffe, nämlich die der Norm- und Grenzwerte. Jene Menge, die zur Gesunderhaltung notwendig ist, wird nicht ausreichen, Defizite im Falle einer Erkrankung auszugleichen. Diese Tatsache wird bei der Betrachtung der Mikronährstoffe und deren Bedeutung oft vergessen.

Hierzu folgendes Beispiel:

Ein heute üblicher Grenzwert, welcher von einer Ernährungsgesellschaft als notwendig angegeben wird, bezieht sich im Wesentlichen darauf, Mangelzustände zu vermeiden. Für Vitamin C sind dies beispielsweise 100 mg pro Tag. Diese Menge reicht aus, um Skorbut, eine Erkrankung, die durch absoluten Vitamin-C-Mangel verursacht wird, zu verhindern. Seefahrer waren vor einigen Jahrhunderten häufig davon betroffen. In der heutigen Zeit sehen wir zumindest in der westlichen Welt keinen Skorbut mehr. Die 100 mg pro Tag reichen also relativ sicher aus, um Skorbut zu vermeiden. Das heißt aber nicht, dass wir damit optimal mit Vitamin C versorgt sind, geschweige denn einen medizinisch therapeutischen Effekt damit erzielen können.

Linus Pauling beispielsweise hat errechnet, dass der Mensch ca. 6 bis 8 g Vitamin C täglich benötigt, um alle Stoffwechselprozesse optimal mit Vitamin C zu bedienen. Dies ergibt sich aus dem Vergleich und der Hochrechnung der Stoffwechselproduktivität von Vitamin C bei Tieren. Diese sicherlich richtigen Betrachtungen erhalten aber nur bedingte Akzeptanz von der herkömmlichen Medizin. Dies, obwohl wir heute wissen, wie wichtig und hilfreich Vitamin C in der Behandlung verschiedenster Erkrankungen ist. Dabei reicht die Palette von der einfachen Erkältungskrankheit über Allergien bis hin zu Krebserkrankungen. Und dementsprechend unterschiedlich sind auch die angewendeten Mengen von Vitamin C, welche von täglich 100 mg als Vorsorge über einige Gramm bei Erkältungskrankheiten bis hin zu 100 g und mehr als Infusionstherapie bei Krebserkrankungen liegen. Und es ist auch klar und verständlich, dass solche Mengen nicht mehr über die Lebensmittel zuzuführen sind.

Die Problematik von Norm- und Grenzwerten hat Prof. Sepp Porta, ein international führender Forscher u.a. im Bereich der Magnesiumforschung, folgendermaßen ausgedrückt:

> **Am Anfang war die Willkür**
>
> So wie in der Kolonialzeit, in der mit wenig Rücksicht auf die tatsächlichen ethnischen Verhältnisse Grenzen gezogen wurden, die heute einen Rattenschwanz von Auseinandersetzungen nach sich ziehen, so sind auch fingerspitzen-gefühlsmäßige, willkürliche Festsetzungen von Mineralstoffober- und -untergrenzen nur ein erstes provisorisches Mittel, um in den dunklen Sumpf des Unwissens erste Pflöcke zu schlagen, an denen man sich weitertasten kann. Unglücklicherweise haben solche Provisorien – nicht nur in Österreich – ein langes Leben.
>
> aus: „Ausgepowert. Wie Magnesium-Mangel krank macht", Porta S./Hlatky M., Verlagshaus der Ärzte, 2013

Daran sehen wir, dass auch die moderne Wissenschaft nicht nur im Fluss ist, sondern es längere Zeiträume braucht, bis sich solche neuen Erkenntnisse bis in den medizinischen Alltag hinein durchsetzen.

Bei Magnesium wissen wir heute, dass die angegebenen Mengen des täglichen Bedarfs von 300 mg bei weitem nicht mehr ausreichen. Aufgrund unseres erhöhten Energieumsatzes, welcher ohne Magnesium nicht möglich wäre, benötigen wir die doppelte Menge als derzeit empfohlen. Fehlt diese, entwickeln sich anfänglich leichte Mangelzustände wie Muskelziehen und Muskelkrämpfe. In der weiteren Folge erhöhen sich die Risikofaktoren des Herz-Kreislauf-Systems mit erhöhtem Blutdruck und allen anderen daraus resultierenden Konsequenzen und letztlich bleibt auch unser Nervensystem vom Magnesiummangel nicht verschont.

Diese Tatsache hat ein österreichischer allgemeinmedizinisch tätiger Kollege, Dr. Johann Resch in Hartberg, aufgegriffen, um bei 100 seiner Patienten einen Nährstoffstatus zu erheben. In einer steirischen Kleinstadt möchte man glauben, sei die Welt noch in Ordnung und die Ernährung als „halbwegs gesund" zu bezeichnen. Also sollten auch die Mengen der Mikronährstoffe den Erwartungen entsprechen. Das Ergebnis war jedoch erschreckend.

Von den 100 Personen hatten 89 ein oder mehrere Defizit(e) bei den erhobenen Mikronährstoffen. Dabei wurden die „labormäßigen Normwerte" als Referenz herangezogen – also noch nicht einmal wünschenswerte Konzentrationen. Besonders auffällig waren die Defizite bei Kalium, Vitamin B_6 und Vitamin D. Letzteres ließe sich noch jahreszeitlich interpretieren. Kaliumdefizit jedoch ist als Ausdruck der wechselnden Belastungssituation der Nebennierenaktivität bei Stress mit Folge chronischer Übersäuerung zu sehen. Kalium zeigte sich häufiger bei Männern, Vitamin B_6 häufiger bei Frauen im Mangel. Letzteres wohl auch deshalb, weil Frauen häufiger eine Hormonersatztherapie (Pille, Menopause) durchführen.

Wir sehen also, dass auch bei jenen Personengruppen, die ärztliche Hilfe in Anspruch nehmen, mehr oder weniger große Mikronährstoffdefizite bestehen.

In diesem Zusammenhang lohnt sich noch ein Blick auf die Definition der Grenzwerte, nachzulesen im Rahmen jeder Aufzeichnung über Inhaltsstoffe von Lebensmitteln:

> „Referenzwerte sind NICHT für Kranke, Rekonvaleszente und zum Auffüllen der entleerten Speicher gedacht, gelten NICHT für Personen mit Verdauungs-/Stoffwechselstörungen oder mit Belastungen durch Genussmittel und Medikamente."

Damit wird klar, dass solche Grenzwerte keine echte Hilfe für die Beurteilung des Bedarfs darstellen, um eine sinnvolle oder optimale Versorgung oder gar eine therapeutische Wirkung zu gewährleisten. Bis diese Erkenntnisse offizielle Akzeptanz vor allem in der wissenschaftlichen Medizin finden, bleibt wohl nur die Sicherheit und das Vertrauen auf die bestehende Erfahrung. Erfreulicherweise entwickeln sich die Erkenntnisse im Bereich der Orthomolekularen Medizin sehr rasch und bereits heute vertrauen viele Ärzte den positiven Wirkungen der Mikronährstofftherapie in Prophylaxe und Therapie. Deshalb erscheint es auch sinnvoll und gesundheitsfördernd, sich regelmäßig die wichtigsten Mikronährstoffe als Nahrungsergänzung zuzuführen. Dabei sollte jedoch der individuelle Bedarf berücksichtigt und ein entsprechend erfahrener Arzt zurate gezogen werden.

ENTGIFTUNG – EIN NOTWENDIGES ÜBEL?

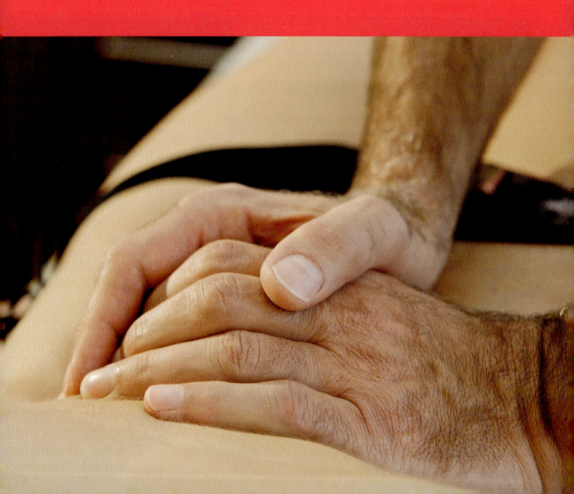

Entgiftung – ein notwendiges Übel?

An dieser Stelle treffen wir nochmals auf Prof. Pirlet von der Universität Frankfurt, den wir bereits aus Kapitel 3 kennen, und der folgende Erklärung zum Thema „gesunde Ernährung" abgegeben hat:

„Eine Ernährung ist dann als gesund zu bezeichnen, wenn die aufgenommenen Lebensmittel im Verdauungsapparat vollständig abgebaut, im Stoffwechsel umgesetzt und der Rest über die Ausscheidungsorgane Darm, Lunge und Niere vollständig ausgeschieden wird."

Ernährung beinhaltet also immer beides – die Aufnahme von Nährstoffen (und somit Versorgung des gesamten Organismus damit), gleichzeitig aber auch die Ausscheidung der im Organismus anfallenden Nebenprodukte, da der Verdauungsapparat der Bereich in unserem Körper mit der größten Oberfläche ist. Dabei gibt es eine sinnvolle Arbeitsteilung zwischen Verdauungsapparat, Niere und Lunge. Und auch hier ist wieder Rhythmus das entscheidende Element der Steuerung.

Aufnahme, Aufbau und Versorgung erfolgen nicht zeitgleich mit der Entgiftung und Ausscheidung. Wie bereits in Kapitel 3 dargelegt, ist unsere Verdauungsleistung tageszeitlichen Schwankungen unterworfen. Die Reduktion derselben in den Abendstunden und in der Nacht ermöglicht nun die Verarbeitung der ausscheidungspflichtigen Substanzen. Hier spielt auch die Leber eine zentrale Rolle. Sie hat tagsüber mehr aufbauende Arbeit und nachts die Ausscheidung und Entgiftung zu leisten. Dieser „Leberrhythmus" ist wohl bekannt und drückt sich bei Überlastung auch als Schlafstörung zur Leberzeit in den frühen Morgenstunden aus.

Auch im Bereich der Atmung sind Aufnahme und Ausscheidung untrennbar miteinander verbunden. Mit der Einatmung nehmen wir Sauerstoff auf, den wir ebenfalls als „Lebensmittel" für den Energiestoffwechsel benötigen (Sauerstoff + Zucker = Energie). Umgekehrt wird mit jeder Ausatmung Kohlensäure abgegeben, welches als Nebenprodukt der Energiegewinnung und Endprodukt des Zellstoffwechsels anfällt und als flüchtige abatembare Säure auch die rascheste Regulationsmaßnahme im Säure-Basen-Haushalt darstellt. Aufnahme und Ausscheidung finden jeden Augenblick zeitlebens statt. Leider überfordern wir aber häufig auch in diesem Bereich unsere Regulationsfähigkeit. Werden also nicht alle Substanzen zeitgerecht und vollständig eliminiert, wie Prof. Pirlet es ausdrückte, so verbleiben diese im Körper und können Ausgangspunkt zahlreicher Beschwerden und Erkrankungen werden. Wir können davon ausgehen, dass viele unserer Zivilisationskrankheiten hier ihren Ursprung haben.

Das Wissen darum ist nicht neu – so wie auch die Kenntnis über und die Bedeutung von maßvollem Umgang und Rhythmus. In allen Kulturen, Religionen und Gesellschaften rund um den Erdball wird eine jährliche Periode des Fastens empfohlen. Nicht nur, dass sich hierin wiederum eine sinnvolle und gesunde Rhythmik widerspiegelt (Tages-/Wochen-/Jahresrhythmus), zeigt dies auch das alte und tiefe Verständnis um diese einfachen Zusammenhänge. Wenn auch oft religiös oder spirituell begründet und daher ebenso oft mit Widerstand behaftet, so ist es doch eine von den Körperabläufen her sinnvolle Maßnahme der Gesunderhaltung.

Dies hat auch der österreichische Arzt Dr. Franz Xaver Mayr erkannt. Er hat sich als Forscher zeitlebens mit den grundlegenden Vorgängen im Verdauungsapparat beschäftigt. Seinen Erkenntnissen und Arbeiten ist es zu verdanken, dass wir heute eine umfassende Diagnostik zur Verfügung haben, die als „Diagnostik der Gesundheit" bereits Tendenzen erkennt, sobald sich über eine Regulationsstörung aus Gesundheit eine Krankheit entwickeln kann. Ihm ist es auch zu verdanken, dass wir in der Modernen Mayr-Medizin mit der Weiterentwicklung zum VIVAMAYR-Prinzip eine medizinische Therapie zur Verfügung haben, die es erlaubt, Fasten und Entgiftung zur Behandlung von gerade diesen im Verdauungsapparat und der mangelnden Entgiftung begründeten Erkrankungen einzusetzen.

Erste Ansätze, diese Grundlagen medizinisch einzusetzen, erfolgen in der sogenannten Anti-Aging-Medizin. Hier werden „Dinner Cancelling", bei dem man das Abendessen ausfallen lässt, und Nahrungsreduktion als lebensverlängernde Maßnahmen betrachtet. Und tatsächlich ist individuelles Fasten im Sinne der Modernen Mayr-Medizin und die Anwendung des VIVAMAYR-Prinzips das beste Mittel, um dieses Ziel – nämlich gesund und fit älter zu werden – auch zu erreichen. Näheres hierzu erfahren Sie in unserem Buch „Moderne Mayr-Medizin & das VIVAMAYR-Prinzip".

Teil einer gesunden Ernährung ist immer auch, dem Organismus regelmäßig die Gelegenheit zu geben, den anfallenden Stoffwechselmüll möglichst vollständig zu entsorgen. Regelmäßiges Fasten ist somit ein wichtiger Teil einer gesunden Ernährung.

Ausgewählte Literatur

Ausgepowert. Sepp Porta/Michael Hlatky, Verlagshaus der Ärzte, 1. Auflage 2013

Basisch essen. Harald Stossier/Emanuela Fischer, Brandstätter Verlag, 1. Auflage 2015

Die Botschaft der Nahrung. Fritz Albert Popp, Verlag Zweitausendeins, 7. Auflage 2005

Die Candida-Diät. Harald Stossier/Peter Mayr, TRIAS Verlag, 6. Auflage 2013

Die Darmträgheit. Franz Xaver Mayr, Verlag Neues Leben, 7. Auflage 1986

Die Eiweißspeicher-Krankheiten. Lothar Wendt, Haug Verlag, 2. Auflage 1987

Die F. X. Mayr Kur und danach gesünder leben. Erich Rauch, Haug Verlag, 5. Auflage 2011

LOGI-Methode. Nicolai Worm, Systemed Verlag, aktualisierte Auflage 2018

Der kleine Souci/Fachmann/Kraut. Lebensmitteltabelle für die Praxis. Wissenschaftliche Verlagsgesellschaft Stuttgart, 5. Auflage 2011

Moderne Mayr-Medizin & das VIVAMAYR-Prinzip. Harald Stossier, Verlagshaus der Ärzte, 1. Auflage 2018

Die Montignac-Methode. Michel Montignac, Artulen Verlag, 14. Auflage 2014

Die Neue GLYX-Diät. Marion Grillparzer, GU Verlag, 9. Auflage 2009

Der Säure-Basen-Haushalt. Harald Stossier, Verlagshaus der Ärzte, 2019

Viva Mayr! Harald Stossier/Helena Frith Powell, TRIAS Verlag, 1. Auflage 2012

Stossier H., Bayer W.: Studie zum Einfluss von Leinöl und Fischöl als Quellen für Omega-3-Fettsäuren auf den Fettsäurestatus (Zeitschrift für Orthomolekulare Medizin 2009)

Abbildungsnachweis

Archiv VIVAMAYR-Klinik: S. 11, 17, 20 (2x), 21 (r.), 25 (2x), 26 (3x), 29, 34, 44, 45 (2x), 49, 50 (2x), 63 (2x), 70 (2x), 74 (2x), 85, 87, 93, 97, 98 (2x), 105, 107, 108 (2x), 109 (2x), 110 (2x), 113, 121, 125

Andrea Malek: S. 35, 37, 53, 57, 58, 59, 60, 64, 67, 69, 82, 95, 115

Pixabay: S. 15 l. (birgl), S. 15 r. (rawpixel), 21 l. (suc), 22 (FelixMittermeier)

MediDesign Frank Geisler: S. 42 (2x)

Autoren

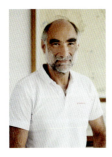

Prof. Dr. med. Harald Stossier (Jg. 1957) absolvierte eine Ausbildung als Elektrotechniker, bevor er seiner Berufung nachkam und Medizin an der Universität von Innsbruck und Graz studierte. Bereits während des Studiums beschäftigte er sich mit komplementärmedizinischen Methoden. Schrittweise absolvierte er Ausbildungen in Manueller Medizin, Homöopathie, Neuraltherapie, Funktioneller Myodiagnostik, Orthomolekularer Medizin und in der Diagnostik und Therapie nach F. X. Mayr. Zu letzteren entwickelte er im Zuge seiner beruflichen Tätigkeit mit Dr. Erich Rauch, einem direkten Schüler Dr. Mayrs, eine besondere Affinität und entwickelte diese zur Modernen Mayr-Medizin und dem VIVAMAYR-Prinzip weiter.

Nach anfänglicher Tätigkeit im Dellacher Gesundheitszentrum Golfhotel, dessen Leitung Stossier 1996 von Rauch übernahm, gründete er 2005 gemeinsam mit seiner Gattin Dr. Christine Stossier VIVAMAYR, das heute ein Zentrum in Maria Wörth und Altaussee sowie Kliniken in Wien, London und in Kürze auch Dubai umfasst. Neben der ärztlichen Leitung von VIVAMAYR Maria Wörth ist Dr. Stossier auch in der Ausbildung von Ärzten tätig. Seine Lehrtätigkeit beinhaltet die Moderne Mayr-Medizin, Orthomolekulare Medizin und Funktionelle Myodiagnostik. 2016 wurde er zum Professor für Applied Kinesiology in Rehabilitation an der Ludes University in Lugano ernannt.

Als (Mit)Begründer des Referats für Komplementäre Medizin und dessen langjähriger Referent in der Kärntner und der Österreichischen Ärztekammer hat er standespolitisch mitgewirkt, dass komplementärmedizinische Methoden in Österreich als Diplome etabliert und anerkannt wurden. Sie haben mittlerweile auch innerhalb der EU Gültigkeit.

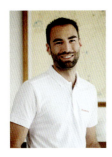

Dr. med. Georg Stossier (Jg. 1992) wurde in eine Familie von „Mayr-Ärzten" hineingeboren und hat diese Philosophie mit der Mutterbrust aufgesogen. Später fand er seinen Weg im Medizinstudium, das er in Timișoara, Rumänien, absolvierte. Seine Promotionsarbeit über die Zusammenhänge von Mineralstoff- und Säure-Basen-Veränderungen bei (prä)diabetischer Stoffwechsellage zeigt sein Verständnis für komplementärmedizinische Zusammenhänge. Neben der klassischen medizinischen absolviert(e) er diverse komplementärmedizinische Ausbildungen und engagiert sich in verschiedenen Ernährungsfragen.

GOOD HEALTH FOR ME

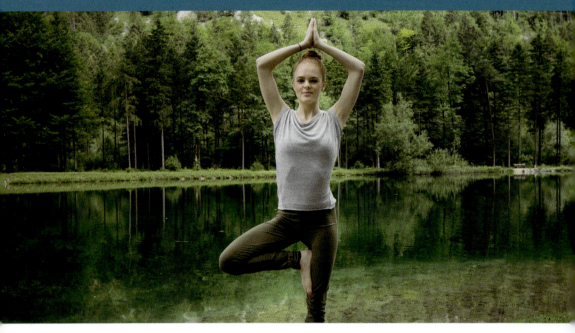

Die tägliche Zufuhr von wertvollen Basenverbindungen

Basogena® 5ᵉ energetisiert

Unsere moderne Zeit – die geänderten Umweltbedingungen, ein bequemer Lebensstil und unsere unausgewogene Ernährung – ist eher säurelastig. Ein Basenpulver mit geeigneten Mineralstoffverbindungen sorgt dafür, dass dem Körper zusätzlich Basen zugeführt werden.

Biogena Basogena® 5ᵉ enthält ausgewählte basenbildende Mineralstoffverbindungen zur gezielten kurzfristigen Anwendung oder zur regelmäßigen Ergänzung. Energetisiert durch homöodynamische Manufaktur.

Frei von Farb-, Geschmacks- und Überzugsstoffen. Hergestellt in Österreich.

Verpackt in praktischen Sticks

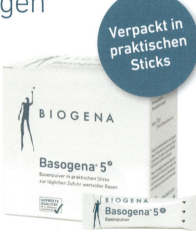

Biogena Mikronährstoff-Präparate erhalten Sie
- bei über **9.000 Ärzten und Therapeuten** in Österreich, Deutschland, der Schweiz und Südtirol
- im Webshop unter **www.biogena.com/webshop**
- in den **Biogena Stores**, mehr unter **www.biogena.com/stores**

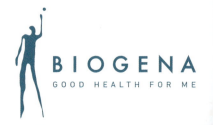

VIVAMAYR

Hier beginnt Ihr neues Leben.

DETOX DELUXE

Unsere VIVAMAYR Gesundheitszentren Maria Wörth und Altaussee in Österreich sind Ruhepol und Quelle neuer Energie zugleich. Mithilfe der Modernen Mayr Medizin und fundierter ärztlicher Begleitung starten Sie einen Prozess der Reinigung, Erneuerung und Selbstfindung.

Unser erfahrenes und einfühlsames Team erleichtert Ihnen die ersten Schritte und zeigt, wie VIVAMAYR Ihnen als lebenslanger Begleiter stärkend zur Seite stehen kann.

Medical Center Maria Wörth   **Medical Center Altaussee**   vivamayr.com